AF596905

FACULTÉ DE MÉDECINE ET DE PHARMACIE DE BORDEAUX

ANNEE 1899-1900 — N° 12

DE

L'Hygiène des Populations maritimes

DE LA BRETAGNE ARMORICAINE

THÈSE POUR LE DOCTORAT EN MÉDECINE

présentée et soutenue publiquement le 17 Novembre 1899

PAR

René-Charles-Alexandre-Justin LE FEUNTEUN

Né à Quimper (Finistère), le 25 Juillet 1876

Élève du Service de Santé de la Marine

Examinateurs de la Thèse :

MM. LAYET	professeur....	*Président.*
MORACHE	professeur....	*Juges.*
CASSAET	agrégé.......	*Juges.*
LE DANTEC	chargé de cours	*Juges.*

Le Candidat répondra aux questions qui lui seront faites sur les diverses parties de l'Enseignement médical.

BORDEAUX

IMPRIMERIE DU MIDI, P. CASSIGNOL

91 — RUE PORTE-DIJEAUX — 91

1899

Faculté de Médecine et de Pharmacie de Bordeaux

M. DE NABIAS, doyen — M. PITRES, doyen honoraire.

PROFESSEURS

MM. MICÉ, AZAM, DUPUY, MOUSSOUS ... Professeurs honoraires.

	MM.		MM.
Clinique interne	PICOT. PITRES.	Médecine légale	MORACHE.
Clinique externe	DEMONS. LANELONGUE.	Physique	BERGONIÉ.
Pathologie et thérapeutique générales	VERGELY.	Chimie	BLAREZ.
Thérapeutique	ARNOZAN.	Histoire naturelle	GUILLAUD.
Médecine opératoire	MASSE.	Pharmacie	FIGUIER.
Clinique d'accouchements	LEFOUR.	Matière médicale	DE NABIAS.
Anatomie pathologique	COYNE.	Médecine expérimentale	FERRÉ.
Anatomie	CANNIEU	Clinique ophtalmologique	BADAL.
Anatomie générale et histologie	VIAULT.	Clinique des maladies chirurgicales des enfants	PIÉCHAUD.
Physiologie	JOLYET.	Clinique gynécologique	BOURSIER.
Hygiène	LAYET.	Clinique médicale des maladies des enfants	A. MOUSSOUS.
		Chimie biologique	DENIGÈS.

AGRÉGÉS EN EXERCICE :

SECTION DE MÉDECINE *(Pathologie interne et Médecine légale.)*

MM. CASSAET, AUCHÉ, SABRAZÈS. | MM. LE DANTEC, HOBBS.

SECTION DE CHIRURGIE ET ACCOUCHEMENTS

Pathologie externe: MM. DENUCÉ, VILLAR, BRAQUEHAYE, CHAVANNAZ.

Accouchements: MM. CHAMBRELENT, FIEUX.

SECTION DES SCIENCES ANATOMIQUES ET PHYSIOLOGIQUES

Anatomie: MM. PRINCETEAU, N. | Physiologie: MM. PACHON. | Histoire naturelle: BEILLE.

SECTION DES SCIENCES PHYSIQUES

Physique: MM. SIGALAS. | Pharmacie: M. BARTHE.

COURS COMPLÉMENTAIRES :

	MM.
Clinique des maladies cutanées et syphilitiques	DUBREUILH.
Clinique des maladies des voies urinaires	POUSSON.
Maladies du larynx, des oreilles et du nez	MOURE.
Maladies mentales	RÉGIS.
Pathologie interne	RONDOT.
Pathologie externe	DENUCÉ.
Accouchements	CHAMBRELENT.
Chimie	DUPOUY.
Physiologie	PACHON.
Embryologie	N.
Ophtalmologie	LAGRANGE.
Hydrologie et Minéralogie	CARLES.

Le Secrétaire de la Faculté : LEMAIRE.

Par délibération du 5 août 1879, la Faculté a arrêté que les opinions émises dans les Thèses qui lui sont présentées doivent être considérées comme propres à leurs auteurs, et qu'elle n'entend leur donner ni approbation ni improbation.

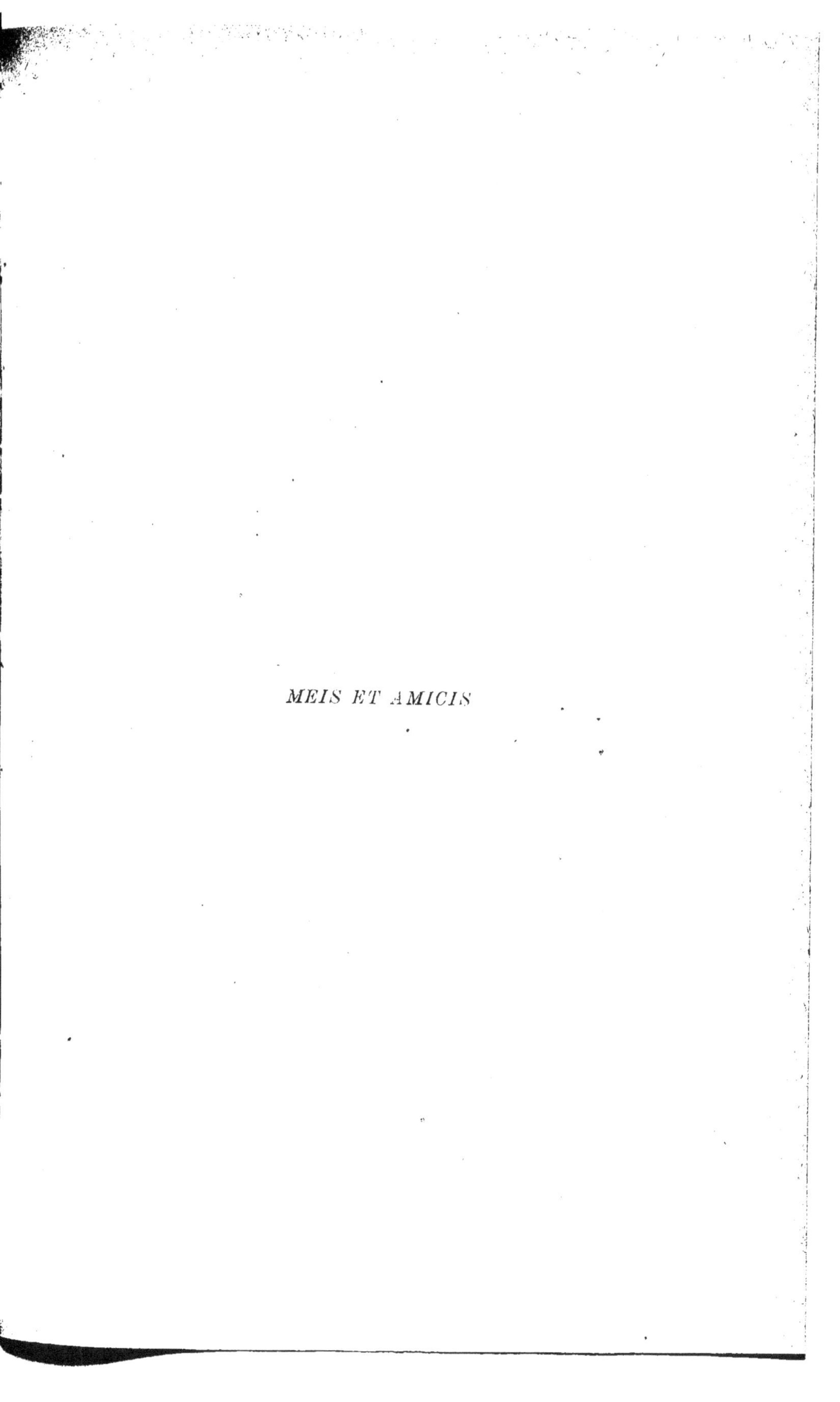

MEIS ET AMICIS

A mon Président de Thèse

A MONSIEUR LE DOCTEUR LAYET

MÉDECIN PRINCIPAL DE LA MARINE EN RETRAITE

PROFESSEUR D'HYGIÈNE A LA FACULTÉ DE MÉDECINE DE BORDEAUX

MEMBRE CORRESPONDANT DE L'ACADÉMIE DE MÉDECINE

OFFICIER DE LA LÉGION D'HONNEUR

OFFICIER DE L'INSTRUCTION PUBLIQUE

Au terme de nos études médicales, c'est avec une réelle émotion et un profond regret que nous adressons nos adieux à nos excellents maîtres de la Faculté et de la Marine. Qu'ils daignent accepter nos remerciements les plus sincères pour les leçons savantes et amicales qu'ils n'ont cessé de nous prodiguer durant les courtes années nous avons passées près d'eux.

Que MM. les Prof. Pitres, Demons, Arnozan, Moussous, Lagrange, dont nous avons eu l'honneur d'être l'élève, soient assurés de notre plus vive gratitude; nous leur devons le peu de notre savoir.

Nous ne saurions oublier non plus nos anciens professeurs de la Marine à Brest qui ont guidé nos premiers pas et nous ont appris à aimer la carrière médicale.

Nous remercions notre cousin et compatriote le Dr Leissen. qui nous a inspiré l'idée de ce travail et dont nous avons pu apprécier les vastes connaissances et la cordiale amitié.

Nous remercions également M. le Prof. agrégé Le Dantec et M. le médecin de 1re classe de la Marine, Piton, dont les conseils éclairés nous ont été d'une grande utilité dans la rédaction de notre thèse inaugurale.

Que M. le Prof. Layet qui nous a fait l'honneur d'accepter la présidence de cette thèse reçoive ici l'hommage de notre vive reconnaissance.

Bordeaux, le 9 novembre 1899.

AVANT-PROPOS

Le sujet que nous avons l'honneur de présenter comme thèse inaugurale n'offrira peut-être pas le même intérêt scientifique que les nombreux travaux qui chaque année honorent l'art médical. Cependant nous l'avons entrepris volontairement, désireux, non pas tant de soumettre à nos distingués maîtres quelques idées neuves, destinées à étendre plus avant les bornes de nos connaissances médicales, qu'à leur présenter quelques considérations sur les mœurs, les habitudes des populations maritimes de la Bretagne armoricaine, qui, malgré les progrès toujours croissants de la civilisation moderne, restent en retard de plus d'un siècle sur leurs contemporains, surtout au point de vue de l'hygiène. C'est pourquoi dans notre modeste travail nous nous attacherons non pas à dépeindre d'une plume plus ou moins élégante les beautés de nos paysages ou la rusticité de nos mœurs, connaissance trop facile pour nous, enfant de Bretagne, mais à les étudier dans leur rapport avec la constitution médicale primitive ou acquise des individus, à en tirer des conclusions pratiques; et notre but sera atteint si nos humbles conseils, répandus çà et là sur la côte, peuvent améliorer l'état sanitaire de ces vaillantes populations qui fournissent à notre marine le contingent le plus solide et le plus dévoué, mais dont la morbidité et la mortalité augmentent dans une proportion effrayante par suite de l'ignorance absolue des règles les plus élémentaires de l'hygiène.

Que nos compatriotes nous excusent si, poussé par le vif amour que nous avons pour eux, nous révélons des faits qui peuvent leur paraître déplaisants; c'est en montrant les défauts qu'on arrive à les corriger, et c'est là notre désir.

Nous avons divisé notre travail en deux grands parties : 1° Le milieu ; 2° l'individu. Dans la première partie, nous étudions le climat et son influence sur l'état sanitaire. Dans cette même partie nous nous occupons tout particulièrement de l'habitation et des eaux. Dans la seconde partie nous examinons la race, les mœurs en général, le vêtement, l'alimentation. Devant les progrès toujours croissants de l'alcoolisme, qui depuis de nombreuses années exerce ses ravages sur toute la population de nos côtes, nous avons cru bon d'ajouter une partie où nous ne faisons qu'effleurer cette grave question, assez vaste pour constituer à elle seule le sujet d'un ouvrage. Enfin nous terminons par une revue d'ensemble sur les maladies plus spéciales à notre littoral breton et sur les remèdes qu'une hygiène sage et raisonnée pourrait y amener.

PREMIÈRE PARTIE

LE MILIEU

I

CLIMAT

Il y a quelques années, on ne connaissait à peine cette péninsule qui termine à l'Ouest le vieux continent. Tout semblait s'être donné la main pour éloigner de chez nous les bienfaits de la civilisation : sol ingrat et aride, communications intérieures difficiles, côtes inhospitalières tristement célèbres par la fréquence des naufrages, peuple réfractaire à tout progrès. Aujourd'hui les touristes qui la sillonnent en tous sens, les anthropologistes qui en ont reproduit la beauté de ses paysages ont jeté un jour nouveau sur cette province trop longtemps oubliée, et c'est pourquoi nous voudrions, pour notre légère part, apporter une pierre de plus à l'édifice qui consacrera à l'avenir l'étude d'un pays neuf quoique un des plus vieux du monde.

La Bretagne, baignée au Nord par la Manche, au Sud et à l'Ouest par l'Océan, doit à sa situation le climat particulier qu'elle possède, bien différent du climat séquanien dans lequel il a été pourtant rangé par Ch. Martins. Température tiède, vents énergiques dominant du Sud-Ouest, humidité considérable, nébulosité forte et persistante, brouillards et pluies, tels sont les phénomènes saillants du climat breton. Cette atmosphère humide, comparable à un vaste manteau enveloppant la presqu'île, donne au climat sa propriété caractéristique d'être le plus constant de France. Nulle part la différence de température de l'été et de l'hiver n'est moindre, nulle part les variations de température ne sont aussi faibles, qu'on les examine de saison à saison, de mois en mois, dans l'espace d'un même mois d'un jour à l'autre ou dans le même nycthémère. Ce sont les conclusions qui découlent des observations nombreuses prises à l'observatoire de la Marine à Brest, unique endroit où l'on puisse trouver des renseignements précis sur le climat breton.

Température. — La température moyenne de l'année est 11°5, plus élevée de 7 dixièmes que celle de Paris, qui est de 10°8. (Moyenne prise sur 25 années). La température moyenne des saisons est : hiver, 6°8 ; printemps, 10°7 ; été, 17°1 ; automne, 12°2. La saison froide va de novembre à fin avril. La saison chaude, de mai à fin octobre. La constance de température du climat breton donne des hivers tièdes et des étés plus frais que les pays situés sous une même latitude. Cette élévation de température pendant l'hiver est un des phénomènes les plus caractéristiques de ce climat. La douceur de notre saison froide étonne beaucoup les étrangers qui visitent nos côtes, et les seules villes en France qui peuvent rivaliser avec nos villes maritimes sont Grasse, Nice, Bayonne. Mais cette douceur de l'hiver sous la latitude bretonne ne peut coïncider avec un beau ciel. Le ciel est constamment nuageux et les pluies abondantes et fréquentes, de sorte que les avantages de la température tiède sont contrebalancés par un temps continuellement sombre, par un horizon brumeux, par un état hygrométrique très désagréable. L'idée ne viendra jamais de conseiller à un malade l'habitation d'un pays où les beaux jours sont si rares qu'il devra rester le plus souvent enfermé dans sa chambre.

Le thermomètre et les sensations accusées par les personnes ne sont pas les seuls témoins de la douceur de ce climat. La flore qui y pousse naturellement et celle qu'on a pu acclimater en donne une démonstration caractéristique. Dans le jardin botanique de la Marine, à Brest, on voit en pleine terre des bambous, le yucca gloriosa, le camélia japonica qui fleurit tous les ans et donne des graines mûres. Les primeurs de Roscoff (choux-fleurs, artichauts) ne sont-elles pas renommées sur les marchés parisiens et anglais ? La vigne croit sur la côte morbihannaise, et le duc de Mercœur offrit à Henri IV de venir en Bretagne boire de son vin de Succinio. Les gelées sont rares et de courte durée. Les grands froids comme les grandes chaleurs sont exceptionnels.

Quelle est la cause de cette douceur, de cette régularité du climat breton ? Nous avons déjà signalé la tension élevée de l'état hygrométrique, le plus souvent voisin de son point de saturation : les pluies abondantes et fréquentes. Enfin le gulf-stream qui vient baigner les rives bretonnes. Grâce à lui un manteau de nuages recouvre notre région, la préserve du rayonnement nocturne et lui verse les eaux chaudes provenant des vapeurs de cet immense calorifère qui, ainsi que le dit Maury, vient du Nouveau-Monde réchauffer l'Europe. Et son action a une telle importance que les variations de température observées suivant les années sont en rapport avec les mouvements de ce courant chaud qui frappe les côtes d'Europe suivant une latitude dont la hauteur varie d'une année à l'autre.

Pluies. — Les côtes de Bretagne sont les endroits où il pleut le plus de France ; les pluies sont d'une telle fréquence qu'on peut dire qu'il pleut un jour sur deux. Dans le *Bulletin météorologique de l'Observatoire de Brest,* nous trouvons une moyenne de 170 jours de pluie dans un laps de 29 années. La hauteur moyenne de la tranche d'eau à Brest est de 904 millimètres. L'automne et l'hiver sont les saisons les plus pluvieuses et particulièrement au mois de décembre et de novembre. Cette fréquence des pluies n'est pas sans influer sur l'état sanitaire du littoral breton. La pluie n'agit pas seulement en adoucissant la température hivernale, en rafraichissant les chaudes journées d'été, en purifiant l'air des matières nuisibles qu'il tient en suspension ; à côté de cette action bienfaisante, elle exerce aussi un rôle plutôt défavorable par sa fréquence et son abondance, provoquant une humidité permanente du climat qui n'est pas sans importance dans la constitution médicale des populations du littoral. Cette constitution prédispose aux maladies franchement inflammatoires au début, puis ayant une grande tendance à passer à l'état chronique. Indirectement la pluie est une des causes qui confinent nos populations dans les habitations malsaines, les forcent à s'y renfermer pour éviter les effets plus tangibles, plus immédiats, mais moins dangereux de la réfrigération qu'elle peut produire. C'est à l'atmosphère confinée des chaumières que Gestin, directeur du Service de santé de la Marine, a attribué l'extension rapide de l'épidémie de typhus en 1876. De même pour l'épidémie de fièvre typhoïde qui a sévi sur la garnison du Château à Brest (1876-1877), on remarqua, en effet, que les cas typhiques se déclarèrent trois jours après une séquestration forcée du régiment dans la caserne à cause des pluies. Aussi malgré l'égalité remarquable de la température, malgré le peu d'abaissement des minima de l'hiver, les maladies causées par le froid ou pour parler plus exactement par le refroidissement sont-elles nombreuses. Ces sortes d'affections sont dues le plus souvent aux vêtements mouillés. Tantôt ce sont les membres inférieurs qui sont exposés à la pluie, d'où congestion des organes internes ; de là, la fréquence des affections pulmonaires, angines, pneumonies, pleurésies, bronchites répétées qui sont un aiguillon perpétuel de la phtisie pulmonaire. Tantôt le refroidissement humide a porté sur l'abdomen, sur les reins, si souvent attaqués chez les hommes tombant le soir dans un état d'ivresse et sommeillant sous la pluie : combien de néphrites albumineuses n'ont-elles pas cette origine? Pour le rhumatisme articulaire si commun parmi les marins, les malades n'accusent-ils pas le plus souvent du moins, lors de leur première attaque, une réfrigération des membres causée par l'humidité? Cette réfrigération agit sur la circulation générale de l'économie et trop souvent l'organe central de la circulation est atteint lui-même.

La permanence des pluies aurait aussi, d'après les observations et les statistiques recueillies à Brest par le Dr Borius (1), médecin de la marine, un rôle défavorable dans la marche de la phtisie pulmonaire, hélas ! si fréquente dans notre région. Cette humidité favorise le développement et l'extension des maladies dont les agents pathogènes vivent ou se reproduisent dans le sol ou dans l'eau, épidémies de choléra, dysenterie, paludisme dont l'existence a été nettement démontrée par les recherches du Dr Dubois de Saint-Séverin, médecin de la marine, qui a trouvé l'hématozoaire de Laveran chez les fiévreux des côtes morbihannaises. Nous aurions cependant grand tort de maudire notre climat si humide, car il ne faut pas confondre l'influence de l'état hygrométrique de l'air sur la santé avec celle qu'exerce la pluie. On a reconnu que plus il y a d'eau dans l'atmosphère, moins les décès sont nombreux dans la période qui suit ; moins il y a d'eau plus il y a de décès, et cette règle qui s'étend à tous les pays s'applique aux côtes bretonnes où la morbidité et la mortalité augmentent d'une façon sensible par les froids secs ou les grandes chaleurs.

Vents. — La Bretagne s'avançant à l'Ouest dans l'Océan est soumise à des courants aériens très variables. Au bord de la mer il y a toujours de la brise ; les vents qui dominent sont ceux du Sud-Ouest une fois sur quatre : puis, par ordre de fréquence, Nord-Est et Ouest. Ils varient suivant les jours, suivant les saisons.

Les vents du Nord-Est venant du pôle sont froids et secs ;

(1) Borius, Climat de Brest.

le ciel est alors clair et la pression barométrique élevée. Les vents du Sud-Ouest viennent de l'Equateur, plus chauds, chargés de vapeur, coïncidant avec les basses pressions. Sur les côtes, les vents sont purs, et ne renferment pas de miasmes. Il est vrai que dans ce dernier ordre de propriétés il faut tenir compte de la topographie de chaque localité et de ses environs. L'odeur âpre des varechs qui lorsque la mer est basse imprègne l'air du rivage n'a aucune influence nuisible sur la santé. Il ne faut pas croire non plus que l'atmosphère maritime possède des vapeurs bienfaisantes, balsamiques, elle n'a de particulier que sa pureté parfaite et son humidité. La rareté des calmes est favorable à la bonne aération des côtes. Il n'en est pas de même de la variabilité fréquente des vents qui est un danger, parce qu'en changeant brusquement et fréquemment les conditions de température et l'état hygrométrique de l'atmosphère, elle constitue la plus grande partie des causes occasionnelles de toute une catégorie de maladies, celles qui se contractent par le refroidissement. Le changement le plus défavorable à la santé est toujours celui qui fait succéder aux brises de l'Ouest et du Sud-Ouest celles de l'Est et du Nord-Est. Aussi que de coryzas, que de bronchites, que d'affections rhumatismales quand les vents soufflent du Nord-Est. L'influence fâcheuse de ces vents est accusée par le désir fréquemment manifesté par les habitants de voir revenir leur doux vent du Sud-Ouest avec le ciel couvert et la pluie fine. Car, sous le climat de Bretagne, une température douce et humide est la meilleure condition de santé.

Perturbations atmosphériques. — La Bretagne reçoit le premier choc des tempêtes et orages d'hiver, tandis que les orages d'été sont aussi rares que les calmes prolongés. Cette fréquence du mauvais temps pendant l'hiver contribue à la mauvaise hygiène des demeures en invitant les populations du littoral à supprimer les fenêtres de leurs habitations et en les obligeant à rester enfermées dans leurs demeures. La fréquence du mauvais temps empêche les convalescents de passer à l'air libre aussitôt qu'ils le pourraient et augmente par conséquent la durée des suites de maladie. Cette influence des temps sombres, du ciel nuageux est surtout prépondérante sur le caractère des populations, leurs manifestations intellectuelles, leurs idées. « Le ciel brumeux de Bretagne, dit Ch. Martins, s'harmonise avec l'humeur mélancolique de ses habitants. La douceur de l'hiver favorise cette insouciance ennemie de tout progrès qui fait le fond de leur caractère. Rien ne se fait brusquement sous ce climat uniforme. »

Nous concluons que le climat breton est un climat essentiellement marin. Sous ce climat, il faut fortifier le corps par la gymnastique et l'endurcir par l'hydrothérapie contre les causes de refroidissement dues à la pluie ou au vent. Des ablutions froides, rapides, sur tout le corps, été comme hiver, constituent un entraînement prophylactique qui a reçu la sanction de l'expérience, puisque c'est celui qui réussit sur le climat d'Angleterre et d'Ecosse, analogue à celui de Bretagne. Il faut aussi protéger le corps par des vêtements de laine et surtout surveiller les chaussures dans ce pays où l'on a continuellement les pieds dans l'eau. Notons que le séjour sur les côtes bretonnes convient l'hiver aux personnes anémiées revenant des pays chauds, aux créoles débarquant en Europe. Les anciens médecins le conseillaient vivement aux malades atteints d'affections chroniques du foie.

II

HABITATION

L'habitation des populations du littoral breton ne comprend pas seulement leur demeure terrestre où vivent les femmes et les enfants, mais aussi, pour les pêcheurs, leur barque dans laquelle ils séjournent la plus grande partie de leur existence. Nous allons tout d'abord décrire les maisons si défectueuses tant au point de vue de la construction que de l'hygiène.

La maison de nos marins présente différents aspects tout le long du littoral. Il n'y a aucune ressemblance entre les coquettes habitations des îles morbihannaises et la triste demeure des pêcheurs de la côte Nord du Finistère, ni entre la maison déjà confortable des Malouins et les cahutes des saulniers de l'embouchure de la Loire. Cependant parmi ces différents types il y a des points de ressemblance que nous allons nous efforcer de mettre en relief pour montrer les violations des principes les plus élémentaires de l'hygiène, alors qu'il serait si facile de concilier le bien-être et la santé.

L'emplacement des habitations est le plus souvent défectueux. Les agglomérations se concentrent non sur les hauteurs, aux points les plus salubres, mais dans les bas-fonds, dans les ravins voisins des embouchures des petits cours d'eau qui sillonnent le pays. Le choix ne tient pas tant aux relations commerciales ou agricoles qu'à la préoccupation des marins de se préserver des grandes rafales de l'hiver, de la fréquence des pluies.

Pour bâtir on ne cherche pas à savoir si le sol est ou non

perméable. Dans les endroits où règne une humidité constante du terrain on ignore la nécessité du drainage et du blindage. Il est vrai de dire que la nature du sol offre par elle-même de grands avantages puisqu'il est sablonneux; mais il est fréquent de voir des constructions bâties sur des sources.

Sur un terrain plus ou moins tassé s'élèvera la maison — masure faudrait-il dire, — sans soubassements, sans caves, bien entendu, sur ses quatre murs construits de moellons, de pierres grossièrement taillées, avec un mortier où n'entrent ni la chaux, ni le ciment, composé de terre jaune, d'eau et de sable. Très hygrométriques, ces matériaux ne sont pas réfractaires à l'humidité, ne sont pas mauvais conducteurs de la chaleur, ne sont pas perméables à l'air. Les murs peu épais, ne permettant pas de lutter contre les variations thermiques, laissent çà et là des trous, des fentes où s'insinuent le vent et la pluie; car si les matériaux employés à la construction de ces pauvres demeures sont de qualité tout à fait inférieure, la science des ouvriers qui les élèvent consiste simplement à équilibrer les murs.

Dans cette bâtisse affectant une forme rectangulaire peu large, peu élevée, une pièce unique est taillée, comprenant le rez-de-chaussée. Pas de plancher. « Le sol que les pieds foulent, dit le Dr Anner [1], de Brest, est la terre même avec ses irrégularités et ses anfractuosités dans lesquelles stagnent les boues et les ordures aussi bien de l'extérieur que de l'intérieur ». Il n'existe donc aucune séparation entre l'air intérieur de la maison et l'air tellurique qui filtre à travers le sol à peine condensé sur une profondeur de quelques centimètres. A la longue, ce sont des mares et des trous. L'humidité de cette terrasse inégale favorise la malpropreté: les gens, passant de l'écurie à l'habitation, entraînent sous leurs sabots le fumier des animaux; les eaux ménagères, les détritus de toute sorte s'y accumulent quand ce n'est pas l'urine et les eaux

(1) Anner, Rapport au ministre du commerce et de l'industrie.

sales de la cour, plus élevée, qui s'y déversent. Ce plancher toujours froid, toujours humide, boueux, est par ses émanations malsaines une des causes les plus certaines des affections de poitrine et rhumatismales si fréquentes dans nos régions. Chez les enfants prédisposés, cette humidité jointe à l'insalubrité du logement et à l'insuffisance d'aération favorise la scrofule (1). Cette terre marécageuse constitue un milieu de culture et aussi de conservation des plus favorables pour les germes du choléra, de la pneumonie, de la tuberculose, de différentes suppurations. « Fuyez ces lieux, nous dit Charrin (2), que la sécheresse n'assainit jamais, ces maisons construites sur le sol, non sur des caves protectrices. »

La toiture de ces taudis, en chaume le plus souvent, préserve efficacement du froid, mais se laisse pénétrer par la pluie, d'où fermentation de la paille qui se pourrit vite et produit des gaz délétères. Elle offre aussi le grand inconvénient, comme le fait remarquer M. le professeur Layet (3) dans son *Hygiène des Paysans*, d'être la proie facile du feu et la cause fréquente d'incendies. Sous ce toit s'accumuleront d'innombrables toiles d'araignées et d'insectes divers à jamais dérangés dans leurs ébats et leur reproduction.

Dans la pièce unique qui compose l'habitation seront séparés seulement par d'énormes lits clos l'étable où vient dormir le bétail et la chambre où se tiendront tout le jour les femmes, les enfants, où mangeront et se reposeront le soir les pêcheurs fatigués du travail de la journée. Une demi-obscurité règne continuellement dans cette maison où l'air et la lumière ne pénètrent que par la porte ou les fentes des murailles et des toits. Car les ouvertures sont rares, une, deux fenêtres tout au plus quand il y en a, et elles sont « si petites, comme le dit Leissen (4), qu'elles ne servent à rien ».

(1) Comby, Maladies de l'Enfance.

(2) Charrin, Atmosphère et maladies infectieuses (*Rev. d'Hygiène*, 1894).

(3) Layet, Hygiène des paysans.

(4) Leissen, Hygiène des populations bretonnes et particulièrement morbihannaises.

Dans le Finistère, écrit M. Monod [1] : « Pour les pièces qui ont 75 mètres cubes, les dimensions de la fenêtre sont de 1ᵐ40 de hauteur sur 0,80 de largeur; pour celles de 62 mètres cubes, la fenêtre a 1ᵐ20 de hauteur sur 0ᵐ75 de largeur; pour celles de 34 mètres cubes, la fenêtre a 0ᵐ60 à 0ᵐ40 de hauteur et de 0ᵐ45 à 0ᵐ33 de largeur ». M. Monod ajoute avoir mesuré au Guilvinec la fenêtre d'un logement où deux cas de choléra et un décès se sont produits, et où habitaient sept personnes, dont l'éclairage et la ventilation se faisaient par une fenêtre divisée en deux parties. La partie supérieure avait 0ᵐ12 de haut, la partie inférieure 0ᵐ20 de haut, les deux 0ᵐ10 de large. Aussi malgré le courant d'air qui va de la porte à la cheminée, l'échange des produits de combustion est insuffisant si on songe que dans ces pièces exiguës se tassent des familles de huit à dix personnes et qu'à côté se trouve l'étable communiquant largement avec le logement des hommes. Car l'air et la lumière sont des éléments indispensables à la vie. Ce sont en outre des microbicides puissants. Depuis les travaux de Duclaux, Arloing, Roux nous savons en effet que des cultures de bactéridies charbonneuses et de bacilles de Lœffler exposées au soleil perdent leur virulence et ne se développent plus. En outre, l'obscurité diminue la résistance de l'organisme aux microbes pathogènes en affaiblissant les réactions nerveuses. Enfin l'oxygène n'est-il pas par lui-même un antiseptique naturel puissant. Aussi nous ne saurions trop nous élever contre de telles habitudes : le premier remède serait de supprimer l'impôt des portes et fenêtres, car notre population pauvre préfère sacrifier sa santé à sa bourse.

Dans ce milieu malsain se dégage encore une fumée intense, surtout l'hiver lorsque le bois étant cher, le feu est alimenté de racines, de tourbe, de goémons desséchés, se consumant à petit feu dans une vaste cheminée largement ouverte avec l'extérieur, ne remplissant pas ainsi le but

[1]. Monod, Le choléra. Histoire d'une épidémie dans le Finistère, 1885-86.

poursuivi de chauffer l'habitation. Pour y remédier, par les froids intenses, la famille se blottit tout entière dans cette cheminée, sur des bancs rangés de chaque côté, exposée ainsi aux vapeurs âcres et piquantes du foyer, sources d'affections oculaires et laryngées.

Nous ne sortirons pas de la maison sans parler du mobilier, composé de meubles lourds, brillants, aux ferrures luisantes, qu'on ne déplace jamais, et sous lesquels s'accumulent chaque jour des miasmes dangereux, réceptacles certains de nombreuses affections microbiennes. Contre la fenêtre une table en forme de coffre, entre ses deux bancs ; vis-à-vis de la porte la grande armoire, aux serrures de fer et de cuivre poli ; à côté, le buffet où s'aligne la vaisselle multicolore, puis à droite et à gauche des lits. Ces lits, anciens chaslits du moyen âge, sont d'énormes caisses isolées du sol cependant, car, pour y accéder, il faut monter sur un coffre étroit ayant la longueur du lit, où le lait, le beurre et diverses provisions sont rangées et enfermées. Ces lits sont de véritables souricières absolument closes, sur le devant desquelles glisse un montant mobile, ne laissant qu'une ouverture carrée de 1 mètre environ pour y entrer, pour en sortir et, chose navrante, pour soigner les malades, pour laisser le médecin — appelé toujours trop tard — pratiquer l'examen, combien difficile sinon impossible, de la personne souffrante. Là dorment deux ou trois personnes, suivant l'âge et suivant le sexe, qui s'y enferment hermétiquement couchées entre des sacs de balle qui leur servent de couvertures, d'oreiller, de matelas. Nous n'insisterons pas davantage sur ces lits qu'il est impossible de désinfecter à moins de les détruire, et qui sont une source de contagion perpétuelle. Nous citerons à l'appui de notre dire l'observation personnelle suivante : Il y a cinq ans, dans une petite localité du Finistère, nous avons eu l'occasion de voir, dans une famille, éclater subitement plusieurs cas de typhus après l'achat d'un lit clos provenant d'une vente faite chez un individu mort quelques jours auparavant d'une maladie non déterminée. Il serait donc utile de conseiller à nos populations de changer le modèle de ces lits qu'elles ne conservent que par habitude et par routine.

A ces causes d'insalubrité, nous ajouterons un autre grand vice d'hygiène consistant dans l'entassement dans la même pièce d'un grand nombre d'individus. Les familles bretonnes sont nombreuses, et la demeure est petite.

« Les chambres sont absolument encombrées, écrit le professeur Proust (1). A Poulgoazec (Finistère), nous avons vu au rez-de-chaussée, dans une même pièce peu spacieuse et munie d'une petite fenêtre, deux grands lits armoires, des filets mouillés, un grand nombre d'ustensiles de pêche, des poules, des carottes éparses dans la pièce, des amas de linge sale. Cette chambre est l'unique local où habitent trois personnes adultes et cinq enfants ». A Guilvinec, M. Proust a visité une maison contenant huit habitants et mesurant 34 mètres cubes d'air, soit 4 mètres par habitant. Nous sommes loin des 15 mètres cubes d'air qui, d'après l'expérience, sont le minimum nécessaire par personne. Il y a encore le voisinage du bétail qui augmente l'insuffisance du cube d'air, puisque les animaux consomment une quantité d'oxygène plus considérable que les hommes, évaluée au double. Aussi l'atmosphère de ces habitations est-elle puante, chargée de toutes espèces d'exhalaisons méphitiques produites par la respiration pulmonaire, la respiration cutanée, les produits de combustion de l'éclairage et du chauffage, la fermentation des résidus de cuisine qui ne sont pas chassés par suite du défaut d'aération. Ce milieu infect, résultant surtout de l'encombrement, nous explique la fréquence des maladies épidémiques et infectieuses qui déciment notre population. On sait depuis longtemps que plus la population est dense, plus s'accroissent la morbidité et surtout la mortalité, que le surpeuplement prédispose aux maladies, l'air confiné étant plus chargé en microbes que l'air libre. C'est à toutes ces

(1) Proust, Communication à l'Académie de Bordeaux, février 1886.

causes que Gestin [1], ancien directeur du Service de santé de Brest, attribue la présence continuelle du typhus, qui règne à l'état endémique dans le Morbihan et le Finistère.

Les conditions adjuvantes de sa diffusion, nous dit Thoinot [2], sont l'encombrement — condition générale — et la misère physiologique — condition personnelle. Dans les maisons encombrées les cas se multiplient : à Rouissan, à l'île Molène, à l'île Tudy. Pour le choléra, pour la fièvre typhoïde, cette cohabitation exagérée offre le même danger, confirmant ainsi les statistiques de Fodor qui a montré que la mortalité augmente avec le nombre d'habitants d'une pièce. C'est ainsi qu'au Guilvinec, pendant l'épidémie de choléra de 1885-87, dans une seule pièce habitent cinq personnes, toutes les cinq sont atteintes du choléra, il y a trois décès.

Le mal est assez grand pour qu'on y cherche un remède. Il faudrait tout d'abord multiplier les pièces dans le logement et désinfecter l'appartement sitôt après qu'un cas de maladie contagieuse s'y est révélé. Mais que d'épidémies, que de victimes encore avant de faire pénétrer dans ces cervelles bretonnes aussi fermées que leurs lits clos les bienfaits et les avantages d'une hygiène sage et raisonnée.

Etables. — Nous ne nous étendrons pas sur la description des étables pour ne pas allonger notre sujet et parce que les populations maritimes font peu l'élevage du bétail. Les écuries, quand elles ne sont pas une partie de la demeure des individus, sont tout au moins contiguës ou peu éloignées. Il existe ainsi entre les animaux et les personnes une promiscuité qui n'est pas exempte de danger, et c'est ce qui nous explique la fréquence des maladies d'origine animale en Bretagne. La gale abonde et forme souvent de véritables épidémies qui ravagent toute une commune. La tricophytie n'est pas rare ; or, nous savons que la teigne tonsurante se rencontre chez le bœuf et chez le cheval. Des maladies plus

(1) Gestin, Epidémie de typhus de Rouissan et typhus endémique du Finistère.

(2) Thoinot, Traité de médecine.

dangereuses peuvent se transmettre très facilement de l'animal à l'homme grâce à la communication de l'écurie et de la chambre : ce sont la morve, le farcin. Ces deux maladies, apanage exclusif des solipèdes domestiques, s'observent peu sur le littoral, où les pêcheurs n'ont pas de chevaux; il n'en est pas de même dans les campagnes où s'ajoute encore le tétanos. Il est une autre affection, inoculable à toutes les espèces domestiques, dont les progrès toujours croissants en Bretagne s'expliqueraient aussi par la cohabitation avec le bétail, nous voulons parler de la tuberculose. Les vaches tuberculeuses ne font pas défaut dans ces étables, où entassées les unes sur les autres, sans air, sans lumière, ayant du fumier comme litière, elles se contaminent les unes les autres. Leur jetage, où pullule le bacille, devient une voie d'infection pour les personnes qui leur donnent des soins. Il est certain que des exemples de transmission de la tuberculose de l'espèce bovine à l'homme ont été nettement établis. Ces faits désastreux ne se rencontreraient pas si nos populations avaient d'abord le soin d'éloigner les étables, de les construire grandes, bien aérées; de paver le sol et de nettoyer tous les jours les litières; les animaux y gagneraient tout d'abord, et les produits seraient meilleurs. Les épizooties se feraient plus rares, et la tuberculose bovine ne tarderait pas à disparaître, car, ainsi que l'a démontré M. Nocard [1], la race bretonne pure est une des plus réfractaires au bacille de Koch.

Environs des habitations. — Les environs des habitations offrent un aspect plus malpropre, plus déplorable au point de vue de l'hygiène que les maisons elles-mêmes. Les immondices sont à la porte; s'il y a une cour, c'est un cloaque où le purin de l'étable forme une mare verdâtre dans laquelle pataugent les hommes et les animaux. Le fumier s'y étale jusqu'au moment où, gênant par son abondance, on en forme un tas qui s'appuie contre le mur de la maison. Non seule-

(1) Nocard, Encyclopédie d'hygiène.

ment on y jette les détritus de toutes sortes, les matières fécales, les animaux morts, mais les pêcheurs y ajoutent des coquillages, des varechs, des engrais marins qui répandent une odeur infecte. Et jamais on ne fera comprendre aux Bretons les dangers de répandre ainsi le fumier autour des habitations, puisque, suivant le préjugé en vogue, le fumier n'est avantageux pour la terre que lorsqu'il a été foulé aux pieds. Ne cherchons pas non plus un local spécial pour les besoins personnels, les matières fécales sont déposées dans le voisinage, près de l'étable, près du puits, infectant l'atmosphère par leurs émanations. Il n'en faut pas davantage pour contaminer tout un pays quand un cas isolé de maladie infectieuse vient à se déclarer.

Les champs. — Les marins dédaignent la culture et laissent ce soin aux femmes. Aussi les exploitations agricoles sont peu importantes. D'ailleurs le terrain rocailleux s'oppose pour une large part au défrichement ; cependant par endroit, dans le nord du Finistère, à Roscoff, par exemple, s'étendent de magnifiques plaines sablonneuses où la culture maraîchère est des plus prospères. Les habitants de ces contrées favorisées sont à la fois marins et agriculteurs. Mais nous nous arrêtons pour ne pas sortir de notre sujet, et nous terminons ce long chapitre en constatant que les habitations bretonnes du littoral, par leurs délétères influences, détruisent les heureux effets d'une journée passée au soleil et au grand air. On ne saurait trop répéter à ces populations, victimes de leur insouciance et de leur routine, que les maisons doivent être grandes, aérées, exemptes d'humidité; que les pièces ne doivent pas être surpeuplées, qu'il faut éloigner les étables des demeures, les construire vastes; qu'ainsi le bétail gagnerait à l'application de ces lois d'hygiène ; que le fumier, le purin doivent être isolés et à grande distance de la maison ; que la propreté est la première des qualités et la plus grande sauvegarde de la santé.

III

MILIEU NAUTIQUE

La véritable demeure du marin breton est sa barque, souvent l'unique moyen d'existence de sa nombreuse famille, témoin de ses dangers et parfois de sa mort. Il y passe la plus grande partie de son existence, menant une vie des plus rudes, tantôt pêchant sur le bord des côtes, tantôt affrontant pendant de longs mois les sinistres tempêtes des mers du Nord à la poursuite des morues.

Les pêcheurs bretons se divisent donc en deux grands groupes, ceux qui font la petite pêche et ceux qui font la grande pêche.

Les premiers montent des barques, aux allures grossières, construites depuis des siècles sur le même modèle, en chêne ou en sapin, offrant la meilleure des qualités nautiques, celle de « tenir admirablement la mer », pour employer une expression maritime. Pas de pont, des planches tendues d'un bord à l'autre servent de siège pour l'équipage, composé de trois ou quatre hommes. La cale est le séjour perpétuel d'une mare d'eau salée qui filtre continuellement à travers les planches mal jointes de la coque et qui, se mélangeant aux détritus de toute sorte provenant de la nourriture des hommes ou des produits de la pêche, répand une odeur infecte. Un ou deux mâts suivant le tonnage du bateau, des voiles latines, un gréement des plus simples complètent avec les engins de pêche, filets, casiers, la description de ces lourdes barques dans lesquelles les matelots sont exposés à toutes les intempérie de l'atmosphère, pluie, vents, paquets de mer. Aussi sont-ils le plus souvent mouillés. C'est ce qui nous explique la fréquence des affections catarrhales des bronches et les maladies causées par le refroidissement. Ces marins ne s'éloignent guère des côtes où ils se livrent à la pêche de la sardine et du maquereau. Cependant ils passent souvent les nuits en mer, couchés sur des cordages humides, n'ayant comme abri qu'une des voiles posée en forme de tente au-dessus du pont à l'aide des avirons. Dans ce réduit, qu'ils ferment de leur mieux, ils dorment bercés par les vagues, respirant les exhalaisons salées de leur pêche ou l'odeur âcre et forte du goudron qui enduit leur gréement. Dès le lever de l'aurore ils se livrent à leur rude métier, halant les filets, tirant les casiers et ne prennent de repos qu'à leur retour à terre, quand ils viennent vendre leurs poissons. Le soir, ils repartent non sans avoir embarqué quelques légères provisions et le fameux baril d'alcool sans lequel il est impossible de faire une bonne pêche. Durant toute l'année, ils mènent la même existence jusqu'au jour où, surpris par la tempête, ils perdent la vie dans cet océan qu'ils aiment tant, laissant après eux des orphelins dont le désir est de s'offrir le plus tôt possible aux flots qui ont enlevé leur père.

La grande pêche comprend les navires d'un assez fort tonnage qui vont au loin, passent des mois en mer sans revenir au port. Nous étudierons les chalutiers et les pêcheurs d'Islande.

Les chalutiers bretons sont des navires pontés, montés par six hommes d'équipage et un mousse. Ils se livrent à la pêche à la drague, qui consiste à laisser trainer au fond de la mer un énorme filet qui enlève tout ce qu'il rencontre. Les côtes de Bretagne, parsemées de nombreux récifs, sont peu propres à ce genre de pêche. Aussi vont-ils principalement dans le golfe de Gascogne, où ils passent tout l'hivèr, réunis en petites escadres de cinq à six navires. Leur centre d'atterrissage est La Rochelle, où une fois par semaine vient un des navires y déposer la pêche commune et prendre des provisions. L'été, ils se répandent sur toutes les côtes de France à la pêche des germons, appelée à tort pêche au thon. Ces bâtiments comprennent une immense cavité où s'empile la cargaison, composée de poissons et de glace pour les conserver. Des réduits obscurs à l'avant et à l'arrière sont réservés pour les couchettes des hommes : là ne pénètrent ni l'air, ni la lumière. Sur le pont, un roof placé au pied du grand mât contient la cuisine. Rien n'est plus primitif. Le salut, c'est que tout le monde vit sur le pont et que l'encombrement humain n'existe pas. Il ne faut pas chercher parmi ces matelots quelques qualités hygiéniques, ils ont le mépris de la propreté la plus rudimentaire et des précautions sanitaires les plus élémentaires. Et c'est eux que nous devons surveiller si nous ne voulons pas voir le littoral breton être bientôt le foyer de la peste qu'ils pourraient nous transmettre des côtes portugaises.

Les pêcheurs d'Islande, sur lesquels nous nous étendrons un peu plus malgré les nombreux travaux publiés ces dernières années par les médecins de la marine française (Dr Chastang [1], Dr Sisco [2]), se recrutent presque en totalité dans le département des Côtes-du-Nord. 60 navires en 1898 montés par 1.453 hommes ; 70 navires en 1897 et 1.600 hommes (Rapport du Dr Chastang). Ils entreprennent leur campagne, qui dure six mois, sur des navires de 90 à 100 tonneaux, solides, bien gréés, mâtés en goélette. Ces bâtiments sont aussi mal aménagés que possible pour l'habitation de l'homme. A l'avant, le poste de l'équipage exigu, horriblement malpropre, humide, dans lequel on descend par un panneau, unique ouverture, au moyen d'une échelle verticale gluante d'eau salée, de boue, de débris de poissons, où sont entassés vêtements mouillés, provisions de bouche et hommes sains et malades, dans un état de confinement qu'aggrave encore le plus souvent la fumée épaisse d'un poêle en fonte, constamment allumé, qui n'a que la

(1) Chastang, Rapport sur les pêcheurs d'Islande.
(2) Sisco, Rapport sur la pêche d'Islande.

prétention de lutter contre l'humidité et qui parvient seulement à rendre presque irrespirable un air stagnant.

Dans certains postes la fumée est épaisse au point d'engendrer de véritables pneumoconioses anthracosiques [1]. De chaque bord sont les lits ou plutôt les tanières au fond desquelles reposent les hommes. Chacune d'elles est réservée à deux hommes ; là, sur une paillasse ou de la simple paille, s'étend le pêcheur tout habillé, ruisselant d'eau de mer, entouré de tout ce qui lui appartient, de sorte que l'humidité, les moisissures, la vermine y sont les maîtres de céans. La malpropreté est la note dominante, nous dit M. Chastang dans son rapport [2]. Jamais le bateau n'est nettoyé. La saleté s'accumule de jour en jour; elle pénètre tous les parquets, toutes les murailles; le bateau entier est imprégné de saumure et d'humidité; seule la cale où on loge la morue est l'objet de tous les égards et de toutes les sollicitudes. Une cause de malpropreté, ajoute plus loin le même auteur, est l'absence à bord de poulaines et de tout ustensile pouvant en tenir lieu. On urine sur le pont, on y fait même parfois les plus gros besoins, à moins qu'on ne se donne la peine de monter sur les bastingages en se tenant aux haubans de manière à ce que les matières fécales tombent à la mer. Cette mauvaise tenue du navire s'harmonise d'ailleurs très bien avec la saleté repoussante du pêcheur lui-même. Admirablement garanti contre le froid par des caleçons, des tricots de laine, qu'il n'ôte jamais, il croupit dans sa crasse sans jamais se laver.

La nourriture est composée de têtes de morues bouillies, de pommes de terre, de biscuits, de lard, jamais de pain frais ni de viande fraîche, sauf lors des relâches dans les ports et elles sont rares. D'ailleurs l'alcool supplée au défaut d'aliments. « C'est la grande et unique panacée du pêcheur que l'armateur lui octroie avec la plus grande libéralité » [3].

(1) Rapport de Sisco.
(2) Chastang, *Loco citato.*
(3) Sisco, *Loco citato.*

C'est aussi le plus grand fléau de nos pêcheurs, comme nous l'exposerons ultérieurement. Outre l'alcool, le bord renferme d'autres boissons : l'eau, conservée dans des barriques malpropres, souillée elle-même le plus souvent par les détritus de poissons, offre cependant peu de danger, parce que les pêcheurs n'en usent pas si ce n'est pour la préparation de leurs aliments, et qu'elle est alors bouillie. Le cidre, la bière, toujours de qualité inférieure, complètent leur cave, abondante mais malsaine.

La vie à bord est des plus monotones, des plus pénibles. Durant la pêche, avide de gain, le marin ne prend pas de repos, cinq ou six heures de sommeil au plus. Et tous les jours c'est le travail sans trêve et sans merci. On pêche tant qu'on trouve du poisson, et lorsqu'on n'en trouve plus on met à la voile pour aller sonder quelque banc voisin. « Je ne sais pas s'il existe au monde, dit M. Chastang, un plus dur métier, mais ce que je crois c'est qu'il n'en est pas qui expose à plus de dangers, demande plus de sacrifices et apporte avec lui moins de compensations. Naviguer dans des parages où il faut lutter sans cesse avec la mer, où l'on a à essuyer à tout instant, surtout dans les trois premiers mois, de ces tempêtes « qui font frissonner les hommes et les navires » et où, en dehors des coups de vent, il faut compter avec les brumes et avec les glaces — travailler seize à vingt heures sur vingt-quatre sans qu'un jour de répit vienne de temps à autre dissiper la fatigue et reposer l'esprit autant que le corps — n'avoir ensuite pour dormir qu'une couchette étroite dans un poste d'une saleté repoussante — ne jamais laisser ses vêtements, toujours plus ou moins mouillés — n'avoir pour restaurer ses forces qu'une nourriture suffisante peut-être comme quantité, mais d'une monotonie à fatiguer les estomacs les mieux constitués; ne trouver enfin de satisfaction que dans l'alcool qu'on lui délivre trop généreusement; telle est la vie du pêcheur d'Islande ». Malgré ces conditions hygiéniques déplorables les maladies graves sont rares. « Les maladies qui frappent les pêcheurs sont en général peu nombreuses et bénignes, les grandes pyrexies de nature infectieuse constituent parmi eux des raretés pathologiques » [1]. La fièvre typhoïde et l'influenza, seules maladies infectieuses observées sur les navires islandais, sont rares. Il n'en est pas de même de la tuberculose, du rhumatisme et de l'alcoolisme qui dominent la pathologie du pêcheur d'Islande, dont la vieillesse sera prématurée, à moins qu'il ne meure au loin « ayant pour linceul la mer où l'oubli descendra avec lui. »

(1) Sisco, *Loco citato.*

IV

LES EAUX

Sur toutes nos côtes, depuis l'embouchure de la Loire jusqu'à la Rance, un des inconvénients les plus pénibles pour le touriste comme pour l'habitant lui-même, est le manque d'eau potable. A de rares exceptions près, on boit en Bretagne l'eau des puits et des fontaines. Or, nous avons déjà vu que presque partout le sol dans ce pays est composé de granit, couche imperméable recouverte de sable friable et perméable, résultat de sa décomposition sous l'influence des agents atmosphériques. L'eau y pénètre avec facilité, les eaux potables sur le littoral sont donc exposées : d'une part, à subir le mélange de celles qui ont couru et séjourné sur le sol; d'autre part, à recevoir les infiltrations d'eau salée provenant de la mer au moment des marées montantes. Il en résulte une eau le plus souvent trouble, riche en matières organiques, au goût saumâtre désagréable, qui devrait être rejetée de la consommation. Cette mauvaise qualité de l'eau ne tient pas seulement à la nature du terrain, mais surtout à la construction défectueuse des puits.

Placé en général au milieu du village, ou s'il est au voisinage des habitations, auprès du fumier, ou dans un marais fétide formé de détritus de toute sorte, entouré d'auges de pierre, lavoir pour les ménagères, abreuvoir pour le bétail, le puits est constamment souillé par les eaux qui s'y déversent. L'intérieur en est fort négligé; la maçonnerie n'y descend qu'à 1 ou 2 mètres, et de cette façon est facilitée la filtration des matières organiques et des colonies microbiennes. Sur les fumiers, en effet, composés de résidus d'étables, s'accumulent aussi les ordures de la maison ; les excréments des habitants, que détrempe la pluie, forment alors, vers la fin de l'été, quand la saison pluvieuse commence, des mares croupissantes qui déversent leurs saletés dans le puits devenu ainsi un admirable milieu de culture. Encore n'est-il pas rare d'y trouver des débris de vaisselle, des animaux morts jetés non par malveillance... mais par habitude.

La situation des fontaines n'est guère meilleure. Creusées aux abords des chapelles, sous le vocable d'un saint protecteur, près d'un chemin boueux, elles contiennent une eau d'une limpidité cristalline. Le Dr Waquet, chef du laboratoire bactériologique de Lorient, ensemençant avec toutes les précautions voulues cette eau pure et limpide de plusieurs fontaines des environs, y a décelé un nombre de germes très élevé par centimètre cube. Cela tient sans doute à la chute des feuilles, à l'accumulation des ordures que les animaux laissent dans le voisinage, sinon dans la fontaine elle-même. Ne pourrait-on pas aussi attribuer la présence du coli commune à l'épandage en nature des matières fécales sur le sol des prairies des environs des villes, et de Lorient en particulier ?

L'eau sur la côte bretonne joue donc un grand rôle dans la propagation des germes microbiens en les disséminant par les puits, les fontaines, par les écoulements de toute nature, et, d'autre part, en introduisant ces germes dans l'organisme humain. C'est ce qui nous explique, non seulement la fréquence et la rapide extension sur le littoral breton des maladies infectieuses susceptibles d'être transmises par l'eau, mais encore le caractère endémique que revêtent quelques-unes d'entre elles.

Fièvre typhoïde. — La plus répandue est sans contredit la fièvre typhoïde, qui règne à l'état latent sur toutes nos côtes et dont la transmission par l'eau est maintenant un fait indéniable. Les écoulements des fumiers sur lesquels ont pu être jetées les déjections des typhiques, le lavage des linges contaminés suffisent pour souiller directement ou par infiltrations les puits et les fontaines. C'est ainsi que se manifestent les épidémies locales, les épidémies de maisons qui se propagent par l'intermédiaire des puits forés dans la nappe souterraine qui alimente tout un village, alors que dans une maison voisine, buvant l'eau d'une nappe différente, les habitants ne sont pas atteints. Les exemples sont fréquents. Dans le Morbihan, à Plouay, à Plœmeur, où l'on accumule les déjections typhiques sur le fumier voisin du puits, les victimes du bacille d'Eberth sont nombreuses. Au Guilvinec, tristement connu par son épidémie de choléra, la dothiénentérie est commune, tandis que le village de Liéchagat, séparé de Guilvinec par un étroit bras de mer, a toujours été indemne d'épidémie. Dans la petite île d'Houat, 305 habitants, il y a 93 cas de dothiénentérie et 11 décès dans la même année (1896); un peu plus tard encore 22 cas et 5 décès.

A la même époque, une épidémie atteint 23 personnes au hameau de Croisty, commune de Saint-Tugnal, et 32 personnes dans cinq hameaux de Plouay (Finistère). C'est donc bien avec raison que le Dr Charrin, dans son rapport général au ministre du commerce et de l'industrie, sur l'épidémie cholérique de 1885-86 dans le département du Finistère, déplore « ces puits défectueusement placés, une des causes qui rendent endémique dans ces contrées la fièvre typhoïde. Ces puits, à parois imparfaites, sont situés en contre-bas des fumiers et des maisons; les matières fécales et animales souillent leurs eaux : la plupart des maisons sont dépourvues de fosses d'aisances. Les excréments sont le plus ordinairement projetés sur les fumiers contigus aux maisons ou sur le sol des chemins. »

Choléra. — Le choléra, qui n'a jamais disparu de nos contrées, mais dont la virulence s'atténue par moment pour augmenter suivant certaines circonstances, a aussi pour facteur principal de transmission l'eau potable. Dans les eaux pauvres en substances capables de le nourrir, le bacille virgule ne tarde pas à disparaître. « Il n'en est pas de même des eaux stagnantes, qui renferment des dépôts de matières organiques. Lorsque le niveau s'abaisse, les flaques d'eau se chargent davantage de débris de toute espèce, constituent des bouillons plus concentrés et la pullulation des germes s'y opère avec plus de facilité » (1). C'est de cette façon que se propage le bacille virgule dans les pays contaminés, les eaux étant souillées par les matières fécales. C'est ce qui ressort des études de MM. Proust et Charrin (2) dans le Finistère en 1885-86. « Le choléra, rapporte le Dr Charrin, s'est principalement développé par transmission directe et par l'eau. A Treboul, dans la dernière épidémie, il y a eu 10 décès, dont 7 seulement au plus attribuables au choléra ; 5 se sont produits dans une rue dont les habitants buvaient l'eau d'un puits tout près duquel on avait déposé les déjections des cholériques... A Prat-Salou, hameau de Kerhuon en Guipavas, il y a eu 7 cas, dont 5 décès sur 18 habitants, dans l'espace de quelques jours. L'eau d'alimentation avait été contaminée par un lavoir placé plus haut que la source et séparé d'elle par un petit mur en terre ; dans ce lavoir, on avait lavé des linges cholériques ». D'autre part, nous dit M. Proust : « Presque tout le village de Guilvinec emploie comme eau potable l'eau qui est fournie par un réservoir nommé fontaine, situé au centre du quartier du Palus, réservoir qui n'est qu'un puits, et par d'autres puits situés dans différents points. Cette eau est produite par l'infiltration des couches superficielles. La terre végétale et le sable ne forment qu'une couche de 1 mètre au plus au-dessus du granit sous-jacent imperméable.

» Cette eau est donc souillée par toutes les matières organiques fécales et autres qui sont répandues à profusion sur le sol, et au moment de la maladie par les déjections choléri-

(1) Cornil et Babes, Les Bactéries.
(2) Proust et Charrin, Recueil des travaux du Comité consultatif d'hygiène.

ques. Il est à remarquer que dans deux ou trois maisons où l'on s'est servi de l'eau de la citerne, on n'a observé aucun cas de choléra. Mais ce qui est encore plus digne d'intérêt, c'est que auprès de Guilvinec, de petits villages bâtis sur le roc ont été indemnes. Dans l'un d'eux il y a eu deux cas importés et la maladie ne s'est pas propagée. Un exemple plus frappant encore est celui du village de Liéchagat, séparé de Guilvinec par un étroit bras de mer, qui se découvre à marée basse. Déjà en 1866 ce village n'avait pas de choléra, bien que Guilvinec fût infecté; il a cette année servi de refuge à un certain nombre d'habitants de Guilvinec et la maladie ne s'y est pas propagée. Or, il est à remarquer que les habitants de ce village boivent l'eau d'une source irréprochable qu'ils vont chercher à deux kilomètres. Quelquefois ils boivent de l'eau de citerne, mais jamais de l'eau de puits. Ce petit village a toujours été indemne d'épidémies, tandis que la variole, la fièvre typhoïde et le choléra ont sévi à diverses reprises à Guilvinec ». L'eau n'a pas joué un rôle moins important dans l'épidémie d'Hennebont en 1892 et de Port-Louis en 1893, où l'on a remarqué que dès la fermeture de certains puits la maladie cessait et reparaissait dès qu'ils servaient de nouveau à l'approvisionnement. Le meilleur remède fut de combler ces puits.

Dysenterie. — C'est par le même mécanisme de diffusion microbienne que nous expliquons la fréquence en Bretagne et surtout dans le Morbihan, dans la partie avoisinant l'Ille-et-Vilaine, de terribles épidémies de dysenterie. MM. Chantemesse et Vidal ont montré la présence dans les selles dysentériques de microbes pathogènes en bâtonnets susceptibles de se reproduire en culture. Ce microbe se transmettrait par l'eau; « dans le sol recouvert de souillures héréditaires, il vit et se conserve et trouve dans la température douce de la fin de l'été les conditions favorables à sa culture spontanée » (Fouquet). L'ingestion d'eaux corrompues, stagnantes suffirait même pour produire la dysenterie (Colin, Annesley,

Cambay). Dans les nombreuses épidémies qui ont sévi dans le Morbihan (épidémies de Port-Louis, d'Hennebont 1857, 1870, 1871, 1889, 1890, 1897, 1898, 1899) on a remarqué que les mêmes villages sont atteints à des quarante et cinquante ans de distance (Registre des mairies de Plouhinec, de Riantec, Travaux des Drs Fouquet et Mauricet, Rapport du Dr Leissen), que cette maladie, sévissant dans les mêmes mois de l'année, avec les mêmes symptômes, la même gravité montre la même aversion pour les villes et les gens soigneux, n'élisant domicile que dans les logis malsains et dans les villages où les puits sont mal placés et mal entretenus.

L'usage de l'eau souillée par les matières fécales est aussi certainement une des conditions de fréquence dans les campagnes et surtout chez les enfants des tœnias et des ascarides.

Typhus exanthématique. — Nous terminerons cette étude un peu longue des maladies attribuées aux mauvaises eaux en Bretagne par quelques considérations sur une maladie, bien individualisée aujourd'hui, dont l'origine microbienne n'est pas encore démontrée bien que probable, et qui exerce sur nos côtes les ravages les plus meurtriers. Nous voulons parler du typhus exanthématique, plus communément appelé typhus, qui existe à l'état endémique sur tout le littoral breton. Pendant longtemps on a nié la présence de cette maladie en Bretagne; les travaux de Gestin, directeur du Service de Santé à Brest, et plus récemment du Dr Calmette, ancien médecin militaire à Quimper, actuellement professeur au Val-de-Grâce, ont suffisamment démontré son existence, malheureusement trop fréquente, puisqu'elle persiste à l'état endémique. D'ailleurs dans ces dernières années nous avons eu à déplorer les épidémies de l'île Molène et l'île Tudy, et personnellement nous avons été le témoin de plusieurs cas isolés survenus dans un village non loin de Brest où, en l'espace de quelques jours, cinq personnes de la même maison ont perdu la vie. On ne sait encore rien de précis sur la transmission de cette terrible maladie par l'eau. Cependant le Dr Calmette a pu constater que la cause originelle de l'épidémie de l'île Tudy en 1891 était un puits situé près de l'église et recevant les infiltrations du cimetière et les eaux de lavage. D'après ses propres expériences, de l'eau savonneuse jetée autour de ce puits la troublait aussitôt. Le puits fut aussitôt comblé, le typhus disparut. Le Dr Leissen, d'Hennebont, a été le témoin en 1893 d'une épidémie de typhus à Riantec, canton de Port-Louis (Morbihan), à laquelle il attribua une origine analogue à celle de l'île Tudy; il appliqua le même remède, c'est-à-dire fit condamner le puits du village, et l'épidémie cessa quelques jours après.

Il ressort de ce long exposé de faits que l'eau joue en Bretagne un rôle des plus considérables sur la présence et la propagation des maladies épidémiques infectieuses; qu'il est donc de la plus grande utilité de faire connaître, aussi bien aux paysans de nos campagnes qu'aux pêcheurs de nos côtes, le danger permanent qu'offrent des fontaines et des puits aussi défectueux, aussi mal entretenus. Il faut leur apprendre que les puits doivent être creusés loin des maisons, loin des fumiers, loin de toute espèce d'ordures; que la maçonnerie intérieure doit être soignée comme construction, doit y descendre à une profondeur de plusieurs mètres et qu'il est de toute nécessité d'élever une margelle circulaire, de 0,60 centimètres au moins de haut, et non se contenter de quelques grosses pierres mal jointes qui laissent pénétrer dans le puits toutes les souillures du sol. Que pendant les épidémies il est prudent de faire bouillir l'eau potable, et surtout de respecter les alentours des puits et des fontaines en ne jetant pas au gré du vent et des eaux pluviales les déjections des malades, qu'il faut détruire par le feu ou par des antiseptiques. Et enfin, que de temps à autre ils pourraient purifier les eaux des puits ou citernes, en y jetant un lait de chaux vive (10 kilog. pour 50 litres d'eau, ce qui est facile et peu coûteux); au bout de trois jours on épuise le puits et on laisse ensuite le remplissage se faire par infiltration. Mais ce n'est pas aux médecins seuls que devrait incomber la tâche de propager ces quelques notions élémentaires de l'hygiène, mais aussi aux pouvoirs publics par l'école, par les administrations, par les ateliers. Et nous ne saurions trop engager toutes les personnes qui ont souci du bien-être de nos compatriotes et du développement de notre chère Bretagne, à user de leur influence et de leur savoir pour remédier à cet état de choses si préjudiciable à nos vaillantes populations.

DEUXIÈME PARTIE

L'INDIVIDU

I

RACE

Nous ne voulons pas entreprendre une étude ethnographique, ni reprendre les travaux d'une brillante pléiade de médecins bretons, de Closmadeuc (de Vannes), de Du Cluziou et de tant d'autres qui ont usé leur talent et leur vie en des travaux particuliers à notre contrée. Mais, comme il y a intérêt pour l'hygiéniste à étudier tout ce qui peut différencier la manière de vivre d'une population, nous voulons légèrement esquisser une étude sur les différentes races qui peuplent nos côtes armoricaines et qui, toutes, fournissent à la patrie française cet admirable type qu'on appelle le marin breton. Une erreur très accréditée a fait croire unique la race, qui, de l'embouchure de la Loire à celle de la Rance, vit de la pêche et de la marine au long cours. Il n'y a certes pas un pays où les races soient plus variées, aussi n'entrerons-nous pas dans les détails des différents types et ne traiterons-nous que des grandes divisions.

Nous trouvons en Bretagne trois types principaux :

1° Les Gallo ou descendants des Gallo-Romains ;

2° Le Breton, issu des émigrés d'Angleterre ;

3° Une race totalement mongoloïde, dont le centre principal serait Pont-Labbé, appelée *Bigouden*.

Gallo-Romains. — Les Gallo, ainsi appelés par leurs voisins, peuplent les environs de la Vilaine et de la Rance. Ce sont les descendants des colons gallo-romains transplantés dans ce pays, rendu désert par le massacre des Venétes au Sud, et au Nord par les nombreuses guerres qui déchirèrent le pays au commencement de l'ère chrétienne. Ils ne parlent pas le dialecte bas-breton, mais un patois mélangé de celtique, de latin et de bas-normand, et ils offrent des mœurs qui n'ont rien de commun avec celles de leurs voisins. Cette race a le triste privilège d'avoir constamment la dysenterie à l'état endémique sur tout son territoire. Nous ne savons s'il faut attribuer cet état morbide à la nature schisteuse du sol ; pour les médecins bretons, ce serait un apanage de la race. Nous lisons, en effet, dans un opuscule intitulé : « Compte rendu des épidémies du Morbihan », par le Dr Fouquet : « Je ne dirai point que le Gallo diffère encore physiologiquement des races environnantes au point d'avoir une pathologie différente, mais il n'est pas absurde d'attribuer à l'opposition de ses habitudes, de son état social, une influence sur sa morbidité et sa mortalité. »

Race bretonne. — Des environs de Vannes à Quimper et d'Audierne à Saint-Brieuc s'étend une race présentant à peu près les mêmes caractères. Ce sont les Bretons d'origine kymrique, descendants des émigrés venus d'Angleterre au ve siècle, chassés par les Anglo-Saxons. De Vannes à Quimper domine le type pur du Breton ; au Nord, au contraire, dans toute cette contrée connue chez nous sous le nom de Paganie, nous trouvons un mélange de kymris et de type mongoloïde. Le type général du Breton est grand, fort ; crâne volumineux, maxillaire large et massif ; les cheveux, blonds dans l'enfance, sont blonds ou châtains à l'âge adulte, yeux bleus. Teint frais, bronzé à la mer. Le type roux, qui est fréquent, présente une tendance très marquée à la tuberculose. Cette population, peu sujette à la dysenterie, est au contraire la victime perpétuelle du typhus exanthématique, de la tuberculose, de la scrofule. Cependant, elle est la plus propre des populations maritimes de nos côtes et celle qui fournit les marins les plus renommés.

Nous pourrions parler aussi des différentes races qui peuplent les îles du littoral breton, nous nous contenterons de signaler la coquette île aux Moines, habitée par une population d'origine espagnole, qui fournit des marins remarquables par leur tenue et leur intelligence, presque tous capitaines au long cours. Nous citerons encore les Acadiens de Belle-Ile, petits-fils des colons de la Floride: les populations d'Ouessant qui offrent de nombreux rapports avec les Basques.

Race mongoloïde. — De l'embouchure de l'Odet à Audierne, dans les cantons de Pont-Labbé et de Plogastel Saint-Germain, vit une population étrange, qui n'a adopté du Breton que la langue, conservant ses mœurs, son type, et un costume à part : ce sont les *Bigoudens*. Les traits caractéristiques du visage sont des yeux dont le grand angle, placé obliquement en descendant vers le nez, est peu ouvert. Les yeux sont noirs. Nez camus écrasé vers le front. Os de la joue saillants. Tête et visage fort ronds. Lèvres grosses et charnues, menton court; dents blanches, qu'ils conservent belles et saines jusque dans la vieillesse, tandis que dans la race bretonne on les perd de bonne heure. Ils ont tous des oreilles d'une grosseur énorme et détachées de la tête, signe évident de dégénérescence; ils ont en somme tous les traits du type dit kalmouk, et en comparant des photographies de Tartares et de Bigoudens, on peut jurer de prime abord leur consanguinité. D'où viennent-ils ? On ne sait au juste. Personnellement, nous sommes porté à admettre que nous avons devant nous la première race ayant peuplé la presqu'île armoricaine, bien antérieure aux invasions aryennes dont ils n'ont aucun des caractères. Ce serait la race des dolmens et des menhirs, dont ils semblent avoir conservé la rudesse et la sauvagerie. Chez eux, point de mœurs; aussi que de ravages exercés par l'alcool et les maladies vénériennes. Ils n'ont pas de sentiments moraux; méchants et cupides, ils étaient autrefois la terreur des navigateurs, qu'ils attiraient sur les rochers à l'aide de fanaux attachés aux cornes des bestiaux pour les massacrer et les piller. Peu intelligents, d'une malpropreté sordide, ils vivent dans une intime promiscuité avec les animaux; aussi les maladies cutanées et parasitaires sont-elles fréquentes parmi cette population: surtout la gale.

II

MŒURS ET COUTUMES

Nous ne savons quelle influence exercent le terrain, le climat sur le caractère des individus en général ; ce qu'il y a de certain, c'est que le caractère du Breton s'harmonise avec l'aspect du pays, avec l'état de son ciel. Nous sommes tristes et mélancoliques comme nos rochers, comme notre horizon. C'est la note dominante qui se retrouve aussi bien dans les œuvres des poètes et des artistes qui ont immortalisé les lettres et les arts français que dans les complaintes en dialecte bas-breton qui se chantent encore dans tout le pays. Cette longue rêverie qui semble toujours hanter le cerveau du Breton en a fait un fataliste. Nulle part on n'envisage la mort avec autant de calme, avec autant de résignation. Les dévouements des marins bretons ne se comptent plus, car, malgré sa rudesse extérieure, le marin est bon, ami des pauvres, il ne refuse jamais l'aumône à un malheureux et il ne devient méchant que sous l'influence de l'alcool. Il aime par-dessus tout le coin de terre qui l'a vu naitre, le bateau qu'a monté son père. S'il quitte le pays pour un instant, poussé par l'appât des richesses, s'il émigre dans les grands centres vers l'espoir du gain, il revient bientôt vers la mère-patrie rongé par la nostalgie, ou bien il meurt au loin tué par une de ces maladies qui ne lui laisse pas le temps d'effectuer un retour auquel il aspire toujours. Le respect de la tradition est plus que partout sacré en Bretagne : le costume, le langage, les légendes, la religion se sont transmis de génération en génération. Arthur Young [1] le remarqua lorsqu'il par-

[1] YOUNG, Voyage en France en 1792.

courut la Bretagne en 1788. « Il y avait, disait-il, un miracle inexplicable dans ces cultures et dans ces hommes dont les mœurs et les costumes n'avaient pas changé depuis treize siècles ». Cet attachement aux choses du passé, qui fait le côté propre et pittoresque de la Bretagne, malheureusement a laissé de nos jours des routines détestables dont on fera difficilement démordre nos paysans et nos marins, entêtés à vivre comme Dieu les fit et comme leurs pères ont vécu.

Ce qui frappe dans le caractère breton, c'est son insouciance. Ancrée chez lui, la routine ne sortira que difficilement de ses mœurs. On a construit son bateau de telle façon, ses ancêtres employaient tels engins de pêche; il construira de la même façon, il emploiera les mêmes engins. S'il agissait autrement, il lui semblerait que ses intérêts vont être lésés.

Aussi que d'années s'écouleront avant que les progrès de la civilisation, de l'hygiène puissent façonner ce peuple, entêté dans ses idées, entêté dans ses croyances, qui ne veut pas apprendre, qui ne veut pas avancer, qui ne croit pas à la science. Le Breton s'attache plutôt aux superstitions, le merveilleux lui plait; c'est encore le pays des légendes, des contes fantastiques, c'est malheureusement aussi le pays des rebouteurs, des charlatans, des superstitions médicales les plus bizarres, les plus funestes comme conséquences. Nous ne nous attarderons pas à faire connaître toutes les superstitions qui sont encore en vogue sur le littoral comme dans les campagnes. Qu'on nous permette de citer, pour en donner une idée, ces quelques coutumes étranges consistant à entourer le cou des tuberculeux d'os de squelettes humains pris à l'ossuaire du cimetière voisin, à saupoudrer de terre enlevée à la tombe de personnes vertueuses les plaies les plus infectes, à soigner les ascaris lombricoïdes à l'aide d'un sachet contenant des lombrics terrestres et de l'ail, que l'on suspend jour et nuit au cou du bébé. On croit encore à la sorcellerie en Bretagne, et les pratiques de magie n'ont pas disparu, dernier vestige des coutumes druidiques. Il est même curieux de constater cette persistance des anciennes croyances païennes chez une population éminemment religieuse, toujours prête à verser son sang pour sa foi.

On a tour à tour vanté à l'excès la pureté des mœurs bretonnes ou représenté nos populations comme immorales et inférieures. Il est du devoir du médecin de se tenir en dehors de ces exagérations, et il faut reconnaître que si nos mœurs ne sont pas exemptes de défaut, elles possèdent des qualités qu'il est utile de faire connaître. Le sentiment de la famille existe plus que partout ailleurs en Bretagne; le marin n'oublie jamais ses vieux parents, sa vieille mère. Dans les villages, les aînés sont des oncles, les jeunes des cousins, et il n'y a pas un plaisir, une fête, comme d'ailleurs une peine, un malheur qui ne soient partagés par toutes ces personnes de parenté plus ou moins douteuse. Le respect des parents et la place du père de famille est toujours réservée, sa voix toujours écoutée. Mais ce qui fait la beauté de nos mœurs, c'est ce profond respect que le marin comme le paysan breton professe à l'égard des morts. Et il n'est pas un Breton qui ne s'agenouille et ne se découvre au passage d'un corbillard et ne récite quelques prières à l'adresse du mort, alors même qu'il lui est inconnu.

Le marin breton est relativement chaste, et si, durant sa jeunesse, il court de droite et de gauche, il est très rare qu'une fois marié il soit infidèle aux liens conjugaux. Les poètes n'ont-ils pas chanté à l'envie la fidélité et la sincérité des fiancés bretons, s'attendant des années et s'aimant toujours? Le Breton aime la jeune fille de son village, l'amie de ses premières années; ils ont joué enfants, adultes ils se marient. C'est peut-être la raison de cette fréquence des mariariages consanguins dans certaines localités bretonnes, comme à Plougastel (Finistère), où tous les mariages de l'année se font le même jour, et dont le résultat est de multiplier les défauts de la race dans la descendance riche en infirmes et en idiots. La chasteté relative du marin nous explique la rareté des maladies syphilitiques, mais qui exercent les ravages les plus désastreux quand elles apparaissent, vu l'insouciance avec laquelle il les traite. S'il est peu porté aux plaisirs sexuels, notre marin n'en est pas moins un père de famille désireux de voir augmenter son foyer ; le grouillement des bambins dans les villages nous montre que la question de repopulation n'est pas de saison en Basse-Bretagne où les familles de huit à dix enfants sont la majorité. Malgré cette grande fécondité, la population de nos côtes n'augmente pas en rapport avec le chiffre des naissances. Cette différence n'est pas due seulement aux nombreuses victimes qui chaque année sont la proie de l'Océan, mais tient surtout à la mauvaise hygiène de l'enfance, à la négligence des populations à l'égard de tout ce qui touche leur santé, enfin à certaines coutumes funestes, causes de la propagation et de la gravité des épidémies.

L'hygiéniste est effrayé quand il consulte le livre des décès dans les communes du littoral, du nombre considérable d'enfants qui meurent dans la première jeunesse. Nous avons relevé avec l'aide d'un médecin de nos amis, M. Métifeu, un tableau comparatif des naissances, des décès d'enfants et de personnes adultes dans une grande commune de la côte morbihannaise. (*Voir tableau page 49*).

D'après ces recherches, nous constatons que la mortalité des enfants est proportionnellement beaucoup plus forte que celle des personnes adultes. Que sur 100 naissances, 10.8 viennent mort-nés, 7.48 meurent de 0 à 1 an et qu'enfin 29 n'atteignent pas l'âge de 10 ans. Au total, en comptant les mort-nés, 33,6 0/0 meurent avant l'âge de 10 ans, car sur 1584 naissances il y a 533 décès, proportion effrayante due aux coutumes dangereuses autant que bizarres qui remplacent l'hygiène absente. Aussitôt né, le bébé à peine nettoyé, recouvert de linges plus ou moins blancs, est placé dans une sorte de coffre en bois, très profond, entouré de rideaux empêchant d'une façon absolue la pénétration de l'air. L'enfant y respire l'acide carbonique qu'il exhale, bien heureux en-

Population de 4.000 habitants

Années	TOTAL des décès de la population	Naissances	Mort-Nés	DÉCÈS de 0 à 1 mois	1 à 2 mois	2 à 3 mois	3 à 6 mois	6 à 12 mois	TOTAL des décès de 0 à 1 ans	DÉCÈS de 1 à 2 ans	2 à 3 ans	3 à 4 ans	4 à 5 ans	5 à 10 ans	TOTAL des décès de 1 à 10 ans	TOTAL GÉNÉRAL
1887	84	148	10	6	8	8	5	3	22	2	3	2	2	4	13	35
1888	83	141	6	12	3	9	7	10	41	13	5	8	2	13	41	82
1889	87	143	11	7	3	2	2	3	17	1	3	1	1	8	14	31
1890	90	135	12	8	0	2	2	1	13	4	1	0	0	2	7	20
1891	93	144	9	16	3	2	3	3	27	3	1	3	1	4	12	39
1892	107	153	19	19	7	3	1	2	32	4	4	4	1	2	15	47
1893	108	162	10	12	8	4	4	3	31	3	1	3	2	5	14	45
1894	105	136	8	10	7	3	3	6	29	3	5	2	2	4	16	45
1895	80	166	11	8	3	2	6	6	25	3	0	1	1	2	7	32
1896	102	148	12	12	4	2	1	1	23	9	4	6	3	4	26	49
Totaux :	939	1476	108	110	46	37	37	38	260	45	27	30	15	48	165	425
		108 mort-nés														108 mort-nés
		1584														533

core quand ce berceau primitif n'est pas remplacé par le bas d'une armoire ou le lit commun des époux dans lequel il trouve souvent la mort étouffé inconsciemment par ses parents.

Le nourrisson n'est jamais lavé, on lui change très rarement ses langes, encore faut-il qu'elles ruissellent d'urine et de matières fécales. Aussi, que d'érythèmes fessiers, d'éruptions de toute sorte. L'impetigo est si commun qu'on peut dire que tous les enfants l'ont eu. Et il n'est rien de plus désagréable que de voir de magnifiques bébés à l'aspect robuste, le cuir chevelu et le visage couvert de croûtes suintantes. Et surtout il ne faut pas s'aviser de donner aux parents quelques conseils de propreté : Jamais, vous répondra-t-on, on ne doit faire passer la toque (tel est le nom populaire de cette affection), cela lui tomberait sur la poitrine ou sur les yeux. Aussi, cet impetigo soigneusement entretenu dure des mois et des années, servant de porte d'entrée à d'autres affections plus graves et laisse à sa suite des cicatrices indélébiles. Il n'est pas jusqu'aux parasites si fréquents chez les enfants qui ne soient l'objet d'un saint respect, les poux et les puces sont un signe de bonne santé, et l'on apprend avec stupéfaction que des mères de famille vont prendre sur la tête de bébés étrangers des semences de « pediculi capitis » pour les placer dans le cuir chevelu de leur propre progéniture. Cette malpropreté corporelle, ce défaut de soins, s'ils sont une cause de morbidité plus grande, les enfants couverts de suppuration étant un *locus minoris resistentiæ*, n'offrent pas cependant la même importance que les mauvaises conditions alimentaires dans lesquelles sont placés les nourrissons bretons. Le plus souvent, la mère, forte et robuste, allaite elle-même son enfant. La qualité et l'abondance du lait ne laissent rien à désirer. Toutes les conditions semblent réunies pour donner à l'enfant un aliment sain et substantiel, et cependant que d'athrepsiques, que de choléra infantile dans les villages maritimes ou terrestres. Insouciance et ignorance des parents. Jamais une mère ne réglera son bébé; jour et nuit quand elle peut elle lui présente le sein, dès qu'il crie elle calme ses pleurs en le faisant téter, sans se douter du danger d'une pareille suralimentation. L'enfant ainsi gavé ne tarde pas à s'endormir à la joie de la maman ; mais bientôt les indigestions succédant aux indigestions, l'estomac se fatigue, apparaissent d'abord les regurgitations, puis les vomissements, et le bébé ne se nourrissant plus pâlit, maigrit, devient athrepsique. Nous avons été frappé de la fréquence de ce gavage dans l'étiologie des dérangements intestinaux et de l'athrepsie chez les enfants de nos campagnes. D'autres fois, au contraire, la mère ayant à subvenir aux besoins de sa famille ne peut demeurer auprès de son enfant ; une sœur ainée, une voisine complaisante sont alors préposées à la garde du nourrisson qui calme sa faim et sa soif en suçant la tétine d'un biberon des plus primitifs. La tétine, achetée à la ville voisine ou dans le couvent le plus proche, est ce qu'il y a de moins cher : vulgaire morceau de caoutchouc rouge. La bouteille, peu importe son origine. Jamais on ne nettoie ni la tétine ni le flacon. Le lait du jour s'ajoute au lait plus ou moins corrompu de la veille, constituant un bouillon de culture où poussent de nombreuses colonies microbiennes qui ne tardent pas à infecter l'enfant. Que d'épidémies de choléra infantile dues à cette malpropreté des biberons.

Le régime lacté exclusif dure peu : dès l'âge de trois mois, quelquefois même avant, l'enfant partage l'alimentation de la famille ; on lui donne la soupe, du pain noir, des pommes de terre. Nous n'insisterons pas sur le danger de pareilles pratiques, résultat de la misère et du défaut d'hygiène général, le tableau précédent parle de lui-même. On pourrait cependant y remédier en créant sur le littoral des crèches et autres institutions analogues qui rendent de si grands services dans les villes, où les bébés recevraient des soins intelligents et où les mères puiseraient par habitude d'utiles conseils, non seulement pour leurs enfants, mais pour elles-mêmes et pour leurs familles. Mais comment demander aux communes les fonds nécessaires pour la création de tels établissements puisque les adultes, les vieillards eux-mêmes sont si mal partagés Sur nos côtes, en effet, il n'y a pas une seule commune (sauf les grandes villes) possédant une institution de secours ; pas une, avant la loi tout récemment votée, n'avait inscrit à son budget une somme pour donner des soins aux pauvres ni pour faire face aux calamités publiques, et encore maintenant il est très difficile de se procurer des ressources. Quand une épidémie éclate, quelles mesures prendre ? Comment isoler les malades, puisqu'il n'y a ni hôpitaux ni lieux d'internement, qui seraient si nécessaires dans un pays où les gens vivent dans une étroite promiscuité, tassés les uns sur les autres. Il faudrait tout d'abord transformer nos mœurs patriarchales qui viennent compliquer l'œuvre du médecin et combattre cette solidarité ardente, particulière à la Bretagne, qui pousse les parents, les voisins, les femmes surtout, à braver la contagion pour apporter quelques consolations, quelques secours au moribond de la maison voisine. On ne craint pas le mal, on n'y songe même pas, on ne semble pas se douter qu'on peut rapporter dans les plis des vêtements la même maladie pour soi et pour sa famille. Ainsi de porte en porte, de maison à maison s'inocule directement le germe du choléra, de la variole, de la diphtérie. Le professeur Proust [1] signalait ce mode de contagion dans le Finistère : défaut de précautions et de soins pour préserver de la contagion, affluence des individus dans les chambres où se trouvent des malades. Quelquefois même, c'est le malade en convalescence qui transporte dans les maisons, par les chemins, les germes de la maladie. Le Dr Leissen nous cite l'exemple d'une jeune fille varioleuse se promenant avec plusieurs petites amies : « Sa face, écrit-il, ses mains, son cou étaient couverts de boutons purulents de varioloïde ». Elle transmet la variole à son oncle, à ses cinq cousins, chez qui elle était allée, et de là le mal s'étend à tout le village (Caudan, Morbihan).

(1) PROUST, *Loco citato*.

Une autre habitude qui contribue le plus à répandre les épidémies est l'usage, touchant sans doute, mais éminemment dangereux qui consiste à rendre visite en foule aux défunts. « Les inhumations tardives, rapporte le professeur Proust, et le grand nombre d'individus venant visiter les cadavres des cholériques et séjourner près d'eux a favorisé la transmission de la maladie ». Ne faut-il pas attribuer les épidémies de diphtérie si fréquentes en Bretagne à ces visites faites par les mères conduisant leurs enfants autour du lit où le petit voisin vient de succomber du croup. Et cette veillée des morts, où le plus de monde possible vient passer la nuit près du défunt, quelle que soit la cause du décès.

Il ne faut donc pas s'étonner de la rapide extension que prennent les épidémies en Bretagne, d'autant plus que les conseils du médecin, quand il est appelé, sont lettre morte. Cette difficulté de faire accepter à nos populations les lois de la science, de lutter tous les jours contre des habitudes et une routine funeste, crée aux médecins bretons une tâche des plus nobles et qu'ils remplissent d'ailleurs avec dévoûment et abnégation. Il faudra encore beaucoup d'efforts, beaucoup de bonne volonté, mais une fois les règles de l'hygiène acceptées et comprises, ce sera le peuple qui les conservera le plus longtemps.

III

MÉTIER. COSTUME. ALIMENTATION

Le métier du matelot breton est l'un des plus durs de ceux que les nécessités humaines ont imposés à l'homme. Qui n'a été étrangement impressionné en visitant les côtes bretonnes de la sinistre âpreté des vagues qui se brisent avec fureur sur les roches de granit. Qui n'a été frappé de la fragilité des barques de pêche au milieu de ces flots tourmentés. Cependant des milliers d'hommes sont attirés par cette vieille sorcière qui, malgré son aspect sauvage, arrive à les nourrir eux et leurs familles.

Nous ne décrirons pas tous les métiers que les marins de nos côtes exercent. Nous signalerons parmi les plus pénibles le halage des filets à la traîne des chalutiers, cause de hernies et de fractures, et la pêche d'Islande sur laquelle nous avons déjà donné des détails.

Le vêtement, composé d'un gilet serré à la taille, est recouvert soit d'une veste de forme carrée, rappelant l'habit espagnol, soit d'une vareuse, transformation de l'ancienne saye gauloise. Directement sur le corps, le marin porte une chemise tantôt en laine, tantôt en coton tricoté, tantôt en toile. La chemise de laine est préférable à celle de toile, elle garantit plus efficacement le corps des variations brusques de la température, et l'on a remarqué que l'absence de vêtement de laine était la cause d'un grand nombre d'affections intestinales, de névralgies, de rhumatismes, surtout l'été quand à la chaleur du jour succède la fraîcheur de la nuit. La chemise de toile, épaisse, rude, est une cause d'insalubrité corporelle parce que le matelot la conserve crasseuse pendant des semaines; la saleté qui l'imprègne empêche l'évaporation de la sueur qui s'accumule sur le corps et devient la source de nombreux refroidissements. Le pantalon à pont est en drap bleu. Par les temps de pluie les marins revêtent des habits imperméables pour les préserver de l'humidité extérieure, mais ces vêtements ont l'inconvénient d'être lourds, durs, rigides, incommodes et très chauds puisqu'ils empêchent l'évaporation cutanée.

La coiffure la plus en vogue est le béret, dont le tissu épais ne permet pas l'aération du cuir chevelu; il nous faut citer aussi le grand chapeau à large bord, appelé « suroët », qui rend de grands services par le gros temps en protégeant la nuque des coups de mer.

Le marin ne porte pas de chaussettes, rarement de souliers. Il a les pieds nus dans de gros sabots de bois, garnis intérieurement de paille qui se transforme rapidement en fumier. Ces chaussures, qui seraient très hygiéniques si les individus avaient la précaution de porter des chaussettes, ont cependant le grave inconvénient de blesser les pieds nus. Que d'ampoules, que d'excoriations, que de portes ouvertes au phlegmon et à la lymphangite l'observation de cette simple précaution n'éviterait-elle pas. C'est étonnant le nombre des hommes atteints de lésions au pied, longues à guérir. Dans la marine de guerre, Barthélemy a calculé que sur 100 plaies contuses ou contusions, plus de 50 siègent au-dessous des malléoles. Notons aussi l'aplatissement des pieds, dû à l'usage des sabots. A voir les marins pieds nus, on ne se douterait pas vers la fin de la journée qu'ils ont passé tout leur temps dans l'eau jusqu'à mi-jambe. La malpropreté, en effet, est le grand défaut du marin breton. Il n'a aucun souci des soins corporels, il se lave rarement; aussi les pieds, les aisselles, les parties génitales répandent-elles une odeur *sui generis* des plus désagréables, ce qui nous explique la fréquence de l'herpès du prépuce chez les hommes et de l'irritation de la vulve chez les femmes.

Les marins ont les cheveux longs, et, malgré la malpropreté de leur cuir chevelu, la pelade y est très rare. Barbus, en général, ils laissent pousser leur barbe. Cette pratique serait excellente s'ils soignaient davantage cette partie de leur personne; car le développement du système pileux du visage a une influence favorable sur la conservation des dents et sur l'aptitude plus ou moins grande qu'on peut avoir à contracter certaines affections aiguës de la gorge et des premières voies respiratoires. Elle évite aussi le besoin de se faire raser, et par suite toutes les affections épidermiques du visage et surtout des lèvres dues à la saleté d'un rasoir mal aiguisé. Les marins ont les dents bonnes, mais elles sont rendues rapidement mauvaises par l'habitude de chiquer.

Au risque d'étendre encore notre sujet, nous ne saurions passer sous silence la variété si pittoresque des costumes de la femme, en général plus propres et plus soignés. Que d'originalité dans tous ces vêtements des siècles passés, chez les coquettes personnes de l'île de Batz au long bonnet tuyauté, chez les jolies filles du canton d'Auray à la coiffe si gracieuse en forme de léger papillon, chez les rieuses filles de Lorient et de Groix à l'habit provocant. Tous ne se ressemblent pas. Quel contraste entre la richesse du costume brodé de la Fouesnantaise et la pauvreté de celui des paysannes du Léon. Quelle coutume bizarre chez les Bigoudens de Pont-Labbé, d'avoir trois ou quatre jupons superposés les uns par-dessus les autres avec une graduation destinée à produire l'harmonie des broderies. Dans toutes ces variétés de coiffes, de robes, de tabliers qui ne sont pas sans élégance, le médecin doit se féliciter de l'absence du corset, inconnu pour la femme bretonne. Il est certain qu'au point de vue extérieur le costume des femmes bretonnes paraît plus propre, plus coquet; hélas! cette propreté n'est que superficielle et les dessous sont loin de répondre à ce qu'on pourrait attendre!

Alimentation. — L'alimentation sur toutes les côtes Nord et Sud de la presqu'île est très simple et très mauvaise. Le pain est l'aliment le plus consommé. Dans sa composition entre tantôt de la farine de froment et de seigle comme dans les Côtes-du-Nord et le Finistère, tantôt de la farine de seigle et d'orge comme dans le Morbihan. La fabrication en est défectueuse, la cuisson mauvaise ; aussi est-il indigeste et peu nutritif. Il est mangé soit trempé dans un bouillon constituant ainsi la soupe à laquelle les marins tiennent tant, un repas sans potage leur semblant toujours insuffisant, soit à la main avec les autres aliments ; le plus souvent rassis, recouvert de moisissures qui provoquent de violentes coliques.

La bouillie, si en honneur dans les campagnes, l'est moins sur le littoral. C'est une pâte cuite composée soit de farine de sarrazin, soit d'avoine ; cette dernière qui renferme 34 0/0 de matières azotées est plus nourrissante, plus légère que celle de sarrazin, plus lourde à l'estomac par suite de la grande quantité de son qu'elle renferme. Il nous faut encore citer « les crêpes », ce mets national, excellentes quand elles sont bien préparées, mais indigestes chez ces pauvres gens où elles sont mal travaillées, épaisses et peu cuites.

On cultive et on emploie beaucoup la pomme la terre, dont on fait une soupe, soit avec du lait, soit avec de l'eau et du beurre, toujours dans un liquide qui a l'avantage de doubler en quelque sorte le rendement alimentaire. Car la valeur nutritive de tel ou tel aliment importe peu, ce que le marin recherche c'est la sensation de « plénitude » de son estomac, l'apaisement d'une faim exaltée par le travail et le grand air.

Vivant de sa pêche, le marin breton mange souvent du poisson, et qui ne connait, chez nous la *cotriade* des Morbihannais, composée de toutes sortes de poissons, fortement assaisonnée de poivre, de condiments où domine le goût de l'oignon. C'est un mets réconfortant renfermant beaucoup de principes nutritifs, mais qui ne tarde pas à irriter l'estomac et l'intestin, à produire des embarras gastriques, de la diarrhée, favorisant ainsi toutes les affections intestinales si fréquentes et si variées dans nos parages.

La viande fraîche paraît rarement sur la table de nos pêcheurs; les jours de fête, le dimanche, on ajoute dans la marmite un morceau de lard salé tout bavant de saumure. Quelquefois de la viande de vache ou de génisse ; mais c'est surtout le porc qui est la base de la nourriture carnée. On ne note pas cependant la fréquence des affections parasitaires, tœnia, trichine, parce que les aliments, toujours soumis à une ébullition prolongée, non par précaution mais par intérêt, sont mangés très cuits.

Cette pauvreté de régime, au point de vue des albuminoïdes, est compensée par l'usage abondant du lait et des laitages qui sont par-dessus tout la base de l'alimentation bretonne, aussi bien des pêcheurs que des paysans. Ils ont là un aliment complet, riche en matières azotées, qui compense ainsi le manque d'albuminoïdes de leur régime végétarien. Le beurre qu'ils en extraient, et qui ne disparaît jamais de la table du Breton, remplace avantageusement les graisses animales puisqu'il renferme 84 à 90 0/0 de graisse pure. Le pêcheur boit peut-être moins de lait que le paysan de l'intérieur des terres, cependant la quantité journalière ingérée est environ d'un litre et demi. C'est peu ; mais il ingère d'autres aliments, et surtout des quantités énormes d'hydrates de carbone, de farineux, ce qui nous explique la fréquence des repas, quatre à cinq par jour. Le seul lait employé est celui de vache, de cette bonne petite race bretonne qui, malgré l'ingratitude du sol, est une laitière de première ordre, peu sujette aux atteintes de la tubérculose.

Le cidre est la boisson nationale des Bretons ; nous en excepterons toutefois ceux de la côte Nord du Finistère, qui boivent de l'eau ou du vin. C'est une boisson rafraîchissante, qui serait très saine si elle était bien préparée, puisqu'elle ne contient que 6 à 7 0/0 d'alcool ; malheureusement, ce n'est en général qu'une mauvaise eau aigrie par des pommes gâtées, sans aucun principe nutritif, à part des traces de sucre et de tannin. Aussi faut-il attribuer à cette boisson de qualité inférieure les ulcères de l'estomac, cancers, gastro-entérites relativement fréquentes sur notre littoral. On a constaté que très souvent les épidémies de dysenterie éclatent au moment où le cidre est doux, au début de sa fabrication. Et à l'heure actuelle une épidémie sévit dans l'arrondissement de Lorient, semblant donner crédit à cette opinion que le cidre au sortir du pressoir exerce une action défavorable sur le tube digestif humain. Nous pourrions citer encore l'épidémie de Malestroit, en 1890, attribuée par le Dr Robert à la même influence. Par contre, le cidre n'a pas cette fâcheuse propriété, qu'un grand nombre de personnes lui prête, de gâter les dents.

Le vin, la bière sont des boissons de luxe que le pêcheur ne prend que les jours de fête, mais c'est surtout l'alcool qui a ses préférences.

Ce qui ressort de ce rapide et succinct exposé sur l'alimentation en général, c'est la quantité minime d'éléments azotés qui entrent dans leur nourriture et l'on se demande comment, avec des éléments si peu substantiels, ils arrivent à supporter les pénibles travaux de leur rude métier. Aussi l'embonpoint est-il rare chez eux ; ils sont plutôt maigres, secs, et cependant d'une vigueur et d'une résistance à toute épreuve. N'est-ce pas à ce défaut d'alimentation qu'il faut attribuer ce besoin d'alcool devenu chez eux une passion ? L'eau-de-vie, en effet, calme leur estomac non satisfait, relève momentanément leurs forces, les réchauffe quand ils ont froid ; ils ne voient dans cette boisson que des effets immédiats et ne se préoccupent pas des conséquences lointaines.

Les marins, vu les travaux fatigants qu'ils fournissent journellement, devraient prendre une nourriture plus azotée, la proportion d'albuminoïdes devrait même être supérieure à celle de la ration ordinaire de l'ouvrier des villes ; c'est que les combustions sont plus actives dans cette atmosphère marine si riche en oxygène, les besoins plus pressants, la désassimilation plus rapide. Et l'argent qu'ils laissent au cabaret serait plus utilement employé à améliorer leur régime si misérable et si malsain.

IV

ALCOOLISME

Si l'eau et le cidre sont les boissons habituelles du paysan breton, c'est l'eau-de-vie qui, malheureusement, se consomme le plus chez les populations maritimes. Aussi l'alcoolisme exerce-t-il là des ravages effrayants, et, après avoir retenti sur l'individu lui-même, il rayonne autour de lui par l'exemple et physiquement influe sur la descendance pour faire de ce peuple, à la haute stature et aux larges épaules, une race d'êtres chétifs et dégénérés qui loin d'offrir la moindre résistance aux maladies, ne leur sont plus qu'une proie facile qu'elles emportent comme le vent fait d'une loque inerte.

Comme ce sont les pêcheurs d'Islande qui détiennent pour ainsi dire en Bretagne le record de l'alcoolisme et que le reste des populations maritimes n'a fait en grande partie que suivre leur exemple, c'est par l'étude de leur vie que nous débuterons.

Le racolage des marins pour la pêche à la morue se fait au cabaret. « Là (1), au milieu de nombreuses rasades, on l'éblouit par les promesses les plus fantastiques et on lui fait signer un engagement que le plus souvent il n'a pas lu... Une fois engagé..., notre homme commence par toucher des avances de solde, soi-disant pour s'équiper en vue de la prochaine navigation et pour laisser quelques moyens de subsistance au foyer, en réalité pour aller les boire dans les cabarets du port ». Commencée au jour de l'engagement pour la saison de la pêche, l'ivresse se continuera sans trêve ni

(1) Sisco, Note sur les pêcheurs d'Islande, pages 83 et 84.

repos jusqu'à l'époque du retour (six mois après) avec des variations d'intensité représentant pour ainsi dire barométriquement les diverses fortunes de la pêche.

En principe chaque matelot reçoit 33 centilitres ou tiers de litre par jour. « La dose commence déjà à flatter assez l'imagination [1] ». Cette dose calculée par homme et par jour est celle qui peut être emportée avec l'autorisation officielle.

Evidemment l'alcool est nécessaire au marin en général et surtout au pêcheur d'Islande. La fatigue ininterrompue de six mois d'un travail pénible et même répugnant ne pourrait être facilement supportée avec une nourriture composée de pommes de terre ou de têtes de morue. L'alcool n'est pas moins favorable à un organisme qui veut lutter avec avantage contre le froid et l'humidité qui règnent presque constamment en Islande. En effet, les modifications imprimées par l'alcool au fonctionnement du système nerveux et surtout de l'appareil circulatoire, de même qu'au mouvement nutritif tout entier, sont indéniables. Les heureux effets de cette énergie sont utilisés constamment dans les salles des hôpitaux et constatés journellement dans la vie ordinaire.

Même en dehors du point de vue matériel où l'alcool sert à refaire une énergie physique diminuée par la fatigue, le froid, l'humidité ou les luttes fréquentes contre la tempête, les pêcheurs exigeront toujours de l'eau-de-vie pour y chercher l'illusion d'un plaisir qui remplacera tous ceux qui manquent sous le sombre ciel de l'Islande.

La quantité d'alcool réglementaire est plus que suffisante pour ces besoins. Mais « viennent au milieu des jours sombres du pôle des bateaux porteurs d'un chargement de réjouissances sous forme d'eau-de-vie encore, dès lors le bonheur est complet : on peut se permettre de flotter dans une demi-ébriété sans fin, au sein de laquelle les têtes de morues bouillies et le biscuit paraissent des mets savoureux, le ciel gris et froid s'éclaire des rayons d'un astre imaginaire,

(1) Sisco, *Loco citato*, p. 99.

le poids des lignes et des manœuvres s'évanouit comme par enchantement. »

Le mode de distribution de l'alcool ajoute encore aux inconvénients de l'absorption de ces formidables quantités de boisson spiritueuse. Le besoin d'éviter des pertes de temps a presque imposé la distribution de l'alcool en une fois chaque jour le matin au lever.

L'ingestion à jeun d'un liquide tout à fait contraire à l'économie en double le danger, c'est le coup de fouet du réveil qui, répété chaque jour, finit par épuiser le corps.

La provision d'eau recueillie dans les fjords après avoir traversé des terrains couverts de détritus de poissons, de cadavres de moutons et de déjections de chiens, contenant des œufs d'échinocoques, cette eau, disons-nous, ne semble servir qu'aux usages culinaires mais pas à la boisson, car [1] « on peut dire qu'il n'y a pas d'exemples de matelots français que l'eau du pays ait simplement indisposés. »

Le tableau se complète par cette phrase du Dr Sisco : « Malheur au capitaine qui rapporterait en France une goutte de l'alcool embarqué. »

Rentré au foyer après une pareile campagne, l'Islandais, qui n'a rien pu dépenser au loin de l'argent de sa solde, deviendra pendant l'intervalle des campagnes un pilier de cabaret. C'est du matin au soir qu'il boira non pas du cidre, — c'est trop doux pour son palais habitué à l'alcool, — mais de l'eau-de-vie dont il ne prend que de grands verres. Les pêcheurs de la côte, qui ne s'éloignent que quelques jours du port, emportent toujours un baril de cognac, sorte de palladium sans lequel ils ne voudraient pas s'embarquer.

L'exemple des Islandais est pour beaucoup dans cette habitude. La fatigue, quoique moindre, existe aussi bien pour les pêcheurs des côtes que pour les Islandais et le climat de Bretagne, que le suroët rend humide et froid, comporte facilement l'usage et partant l'abus de l'alcool.

(1) Sisco, *Loco citato*, page 88.

Le reste de la population côtière, mélangée à des éléments aussi fortement ancrés dans de pareilles habitudes, tend à devenir à son tour alcoolique.

Plusieurs autres raisons se joignent au climat pour entraîner à la boisson : le défaut de bonne nourriture, qui pousse l'estomac non satisfait à rechercher dans l'alcool un excitant passager qui lui permette de tromper les angoisses de la faim. C'est ainsi que nous avons vu des pêcheurs se contenter à leur repas, et pendant plusieurs jours, de pain et d'eau-de-vie en abondance.

Le nombre des débits n'est pas non plus sans influer sur les progrès de l'alcoolisme. Il nous semble oiseux de discuter, comme la poule et l'œuf, lequel a commencé, si ce sont les débits qui ont augmenté parce que l'alcoolisme s'étendait ou si l'alcoolisme s'est étendu avec le nombre des débits ; comme la consommation de l'alcool a augmenté proportionnellement au nombre des débits, il est certain que l'augmentation du nombre des débits est bien fonction de l'alcoolisme.

Le bas prix de certains alcools du commerce (eaux-de-vie de grains et de pommes de terre) joint au désœuvrement des pêcheurs les jours de repos, et ils sont nombreux en Bretagne, attire vers les cabarets ; car, au rebours des habitants des autres contrées de France, le pêcheur breton n'a ni jeux de boule, ni jeux de quille, ou s'il joue, l'enjeu de la partie est un « petit verre », aphorisme qui signifie énorme rasade d'alcool.

Toutes les autres causes de l'alcoolisme existent. L'on boit par exemple par entraînement. Toutes les rencontres sont prétextes à boire : les mariages, les baptêmes, et surtout les cérémonies religieuses, comme les pardons, sont des occasions qu'un Breton ne laisse jamais passer sans en profiter. Le matin, il arrive à la fête à jeun, va aux offices religieux, puis commence la file interminable des visites au cabaret, si bien que le soir le retour au logis est très difficile, quand il ne se termine pas brusquement dans un fossé.

Se produisant ainsi en public les jours de fêtes, l'ivrognerie n'est plus considérée comme si avilissante, tant il est vrai que l'habitude est une seconde nature. L'opinion publique manifeste une grande indulgence pour l'ivrognerie et celle-ci profite de la bonne presse qu'elle a pour s'épanouir au grand jour et s'étendre ensuite à des individus que seul le respect humain retenait sur la pente du vice.

Aussi les tristes conséquences de l'alcoolisme se font sentir dans la population maritime naguère si forte. Les épidémies nous ont prouvé que ce vice augmente les conditions de réceptivité individuelle, ce qui veut dire que si le germe pénètre dans son organisme, l'alcoolique se trouve dans des conditions physiologiques favorables à son développement. Nous trouvons dans le rapport de Monod sur le choléra du Finistère (1885-86), qu'au Guilvinec, sur 94 personnes âgées de plus de quinze ans qui ont été atteintes du choléra, il y a 34 alcooliques, soit une proportion de 36,17 alcooliques pour 100 malades. Sur 57 décès de personnes âgées de plus de quinze ans, il y a eu 21 alcooliques, soit une proportion de 36,83 pour 100. La tuberculose surtout acquiert une marche des plus foudroyantes.

La criminalité, elle aussi, augmente considérablement, et comme une marée montante les maladies nerveuses et la folie envahissent nos populations, et les maisons de santé deviennent trop petites, faisant ainsi concurrence aux prisons. Les suicides aussi deviennent plus nombreux, fait curieux chez une population où les idées religieuses sont si vivaces.

Quant aux enfants, procréés souvent dans un moment d'ivresse d'un père, et quelquefois — chose plus triste encore — d'une mère alcoolique, ils porteront toute leur vie le fardeau des tares léguées par l'ascendant et posséderont le vice héréditaire : l'amour de la boisson, « l'*appétence de la soif* ». Car l'hérédité, ainsi que l'ont démontré nombre d'aliénistes, est un facteur puissant de l'alcoolisme. « Ne boit pas qui veut », a dit Lasègue, laissant entendre par cet aphorisme que les fils d'alcooliques ont des tendances à le devenir comme leur père. Qu'on me permette de citer le tableau suivant de Morel, traduction de ses statistiques sur la triste descendance des buveurs invétérés.

1re génération : Alcoolisme (stérilité fréquente).
2e — : Manie, paralysie générale.
3e — : Suicide, épilepsie, homicide.
4e — : Idiotisme, stupidité, extinction de la race.

La génération actuelle, trop profondément atteinte, sera difficilement améliorée; c'est la génération nouvelle et celles qui les suivront qui doivent nous intéresser. C'est là qu'est le vrai péril, non seulement pour notre population maritime, mais pour la société, dont elle est une fraction importante. Il est temps que les bonnes volontés s'unissent pour enrayer un fléau qui ne menace que trop de s'étendre. Déjà des Sociétés se sont fondées et sont en pleine prospérité, mais l'autorité nécessaire pour une action efficace ne saurait venir que d'une administration soucieuse des intérêts de la nation, intérêts qui sont les mêmes que ceux de l'humanité.

V

PATHOLOGIE DU LITTORAL PROPHYLAXIE

Après ce rapide exposé des conditions défectueuses dans lesquelles vivent nos populations du littoral, conditions qui nous expliquent le taux élevé de la morbidité et de la mortalité, nous voudrions donner un aperçu succinct de la pathologie un peu spéciale de nos pêcheurs et de leur famille. Nous ne voulons pas dire par là qu'il y ait une classe de maladies qui leur soient propres et qui n'appartiennent qu'à eux. Ce qui caractérise leur pathologie, c'est la fréquence de certaines maladies beaucoup plus rares dans les pays terrestres; c'est, d'autre part, le cachet particulier que leur imprime le milieu dans lequel elles se produisent et la constitution des gens qui en sont atteints, laquelle est profondément modifiée par la manière dont ils vivent.

Nous ne reviendrons pas sur les épidémies de typhus et de fièvre typhoïde qui règnent à l'état endémique, sur la tuberculose favorisée par l'alcoolisme, la mauvaise nourriture, l'encombrement, ni sur toutes les autres affections contagieuses qui trouvent chez nous un terrain tout préparé et des conditions exceptionnelles d'extension. Nous avons suffisamment développé ces questions dans les chapitres précédents pour ne pas y insister davantage. Mais il est d'autres maladies dont nous n'avons pas parlé et qu'il nous parait utile d'énumérer.

Les plus fréquentes sont sans contredit les affections pulmonaires. Il ne se passe de semaines, de jours, que le praticien ne soit appelé pour soigner des fluxions de poitrine, des pneumonies, des pleurésies. « Le tiers des maladies sur nos côtes, nous disait un médecin du Morbihan, est constitué par des affections de l'arbre respiratoire ». On cite même des épidémies de pneumonie infectieuse. Les adultes, hommes ou femmes, ne sont pas les seuls à être atteints; les enfants surtout paient un large tribut aux bronchites capillaires aux broncho-pneumonies. Il est rare qu'après une rougeole même bénigne, les jeunes enfants n'aient une localisation pulmonaire des plus graves.

Ces lésions pulmonaires, qui prennent le nourrisson au berceau et se répètent durant toute l'existence de nos pêcheurs, sont certainement une cause prédisposante de la tuberculose, qui, ajoutée à toutes celles que nous connaissons déjà, font du marin breton un candidat tout spécial à cette terrible maladie. Certains médecins de la marine, pour établir leur diagnostic, ne considèrent-ils pas comme une forte présomption le fait d'être Breton? Exagération évidente. Il faut cependant reconnaître que dans la marine de guerre la majorité des phtisiques est fournie par les inscrits bretons. Il est vrai que les deux tiers des marins français sont originaires de Bretagne, ce qui expliquerait cette forte proportion de tuberculeux. Que de bronchites chroniques, que d'asthme, que d'emphysèmes, conséquence de rhumes négligés. Car l'origine de toutes ces affections est liée aux nombreux refroidissements auxquels sont exposés nos habitants des côtes : vêtements mouillés par la pluie ou par la mer, défaut de protection de la poitrine, maisons froides, abus du tabac à chiquer qui irrite la gorge, alcoolisme même dont les funestes effets retentissent sur toutes les fonctions de l'organisme.

Le rhumatisme sous toutes ses formes, aigu ou chronique, des plus communs chez nos pêcheurs, est une des maladies qui reconnaît aussi pour cause occasionnelle le froid produit par un coup de mer ou par un coup de vent. Les manifestations articulaires sont en général très vives, l'air salin du littoral semble donner un coup de fouet à l'acuité de cette affection, mais c'est principalement le rhumatisme musculaire qui prédomine. Cette localisation est probablement due à ce qu'à bord le pêcheur fatigue surtout ses muscles qui offrent ainsi une moindre résistance à cette infection dont l'origine microbienne n'est pas encore démontrée mais dans l'étiologie de laquelle le froid humide occupe une place importante. « Chez les Islandais, nous dit M. Chastang (1), les névralgies sciatique ou intercostale, le lumbago, la ténosité sont d'une très grande fréquence et peu d'hommes à chaque saison échappent à l'une ou à l'autre d'entre elles. Les manifestations subaiguës ou chroniques, avec déformations des articulations, deviennent de plus en plus marquées à mesure que les pêcheurs avancent en âge; ils s'en plaignent rarement au médecin parce que pendant longtemps elles n'entravent pas le travail; mais peu de vieux Islandais en sont indemnes ». — Ce rhumatisme déformant n'est pas particulier aux pêcheurs, et les femmes sur le littoral, dont les travaux pénibles ne le cèdent en rien à ceux des hommes, offrent de nombreux exemples de déformation articulaire avec déviation des doigts et nodosités d'Heberden.

Nous signalerons une autre maladie, la tétanie, résultat du surmenage musculaire s'exerçant dans des conditions particulières de froid et d'humidité, caractérisée par des contractures des muscles commençant par les mains et s'étendant aux avant-bras, contractures douloureuses et sujettes aux récidives. Observée sur nos côtes, où elle est le plus souvent confondue avec des douleurs rhumatismales, elle serait commune mais peu grave chez les Islandais (Dr Chastang 2).

Le scorbut, maladie de misère aussi, autrefois si répandue dans la marine et sur nos côtes, tend aujourd'hui à disparaître de plus en plus. Seuls les Islandais, et les Bretons

(1) CHASTANG, *Loco citato.*
(2) *Loco citato.*

seuls, en présentent chaque année quelques cas légers. « Il arrive, nous dit Chastang, que certains équipages sont presque entièrement atteints, quelques hommes plus gravement que d'autres. Il y a deux ans, l'*Etoile d'Arvor* (de Paimpol) notamment avait à son retour en France 11 scorbutiques dont plusieurs durent être transportés chez eux. Le scorbut éclate à la fin de la campagne et de préférence après une série de temps humides... Ce qu'il faut constater, c'est que le scorbut est l'apanage exclusifs des pêcheurs bretons. Un vieux capitaine de Dunkerque m'a affirmé n'en avoir jamais observé. Quelle est la cause de ce fait? Les conditions de malpropreté sont les mêmes pour tous; l'alcoolisme n'est pas moins marqué chez les uns que chez les autres. Mais le Breton, payé à la pièce, travaille davantage et se repose moins : il a en outre une nourriture composée exclusivement de lard, tandis que le Dunkerquois mange surtout du poisson et des pois. Nous ne saurions donc trop insister sur l'avantage qu'il y aurait à varier la nourriture des Bretons en y introduisant des légumes secs. L'usage de la pomme de terre fait cesser le scorbut ou en diminue la gravité, « c'est une maladie qui doit disparaître complètement du cadre pathologique du pêcheur d'Islande. »

Les affections de l'estomac sont des plus nombreuses et des plus variées. Gastrites de toute nature, de toute origine, mais surtout alcoolique. La pituite est de règle chez nos pêcheurs, c'est ce qui nous explique le fameux *boujaron* qu'ils avalent le matin à jeun, soi-disant pour tuer le ver. Inutile de conseiller le régime lacté, « un petit verre n'ayant jamais fait de mal à personne ». Nous avons signalé les cancers d'estomac assez fréquents dont l'étiologie ne fait pas de difficultés après de semblables habitudes et où l'usage du cidre jouerait un rôle assez important d'après de nombreux médecins bretons. L'intestin se ressent tout naturellement des lésions stomacales, mais nous passons, ayant suffisamment décrit la dysenterie et les nombreux embarras intestinaux observés sur notre littoral.

Nous ne nous arrêterons pas davantage sur les affections cardiaques ni sur les fièvres éruptives qui n'offrent rien de particulier. La rougeole existe là comme ailleurs, frappant surtout les enfants, parfois les adultes. De même pour la scarlatine, et il ne semble pas que le Breton ait cette prédisposition si spéciale aux races anglo-saxonnes — nous sommes d'ailleurs de sang différent. La variole disparaît de plus en plus depuis les progrès de la vaccine, ce qui n'a pas été sans difficulté. En 1888 dans le seul arrondissement de Lorient on comptait 2.117 varioleux dont 782 décès; aujourd'hui on ne voit que quelques rares cas.

Le paludisme existe en Bretagne et surtout sur les côtes, près des estuaires vaseux des nombreux petits cours d'eau qui sillonnent le pays. La présence de la malaria peut paraître surprenante dans un sol formé de granit où la couche de terre végétale, d'humus est si peu épaisse. Le Dr Du Bois Saint-Severin, médecin de la Marine, a trouvé l'hématozoaire chez les fiévreux des environs de Lorient et dans les campagnes morbihannaises. Ce paludisme est-il autochtone ou provient-il d'exportation étrangère par les marins revenant des pays chauds et répandant le miasme tout autour d'eux ? On peut admettre que le paludisme existe en Bretagne comme sous les tropiques parce que le climat est doux et humide et que les terres incultes non défrichées sont en quantité considérable. Les mégalosplénies paludéennes chez des personnes n'ayant jamais quitté le sol natal ne sont plus l'objet d'aucun doute, et personnellement nous avons pu en observer plusieurs cas, chez lesquels la quinine administrée suivant la méthode aujourd'hui employée a produit les meilleurs effets.

Nous arrivons à toute une classe de maladies dont la fréquence augmente en Bretagne avec une rapidité effrayante. Ce sont les maladies nerveuses, à l'étiologie desquelles l'alcool n'est pas étranger sans en être toutefois l'unique facteur. Le Breton, en effet, est un névropathe de naissance, chez qui l'alcoolisme trouve un terrain prédisposé. Nous ne voulons pas dire par là que le Breton soit un dipsomane qui boive malgré lui parce qu'il a le cerveau déjà malade ; il faut admettre plusieurs degrés dans la dégénérescence et il y a des dégénérés supérieurs qui ont des dons naturels et des qualités enviables; on pourrait objecter d'ailleurs que cette tare nerveuse est le résultat de l'abus des spiritueux dans ses antécédents éloignés.

Nous prétendons simplement, nous appuyant sur le caractère de la race bretonne, sur ses mœurs, ses habitudes antérieurement aux progrès de l'alcool, que cette race a le triste apanage d'un système nerveux affaibli dont l'origine réelle nous échappe mais qui n'en existe pas moins. Nous suffira-t-il de signaler cette tristesse maladive qui fait le fond de notre caractère, facteur certain chez le marin breton de ce mal du pays dont la persistance amène une altération profonde de l'organisme et peut menacer la vie (1). « La nostalgie est une idée fixe du cœur, nous dit Fonssagrives (2), qui concentre tous ses regrets, toutes ses tristesses, toutes ses aspirations en un seul point, le pays natal. Maladie triste et touchante à la fois, qui inspire pour celui qui en souffre ce mélange de considération et de pitié que les autres souffrances ne commandent pas au même degré ». Et ces croyances superstitieuses, ce fanatisme exagéré, social autant que religieux, qui datent de loin, ne sont-ils pas une preuve de notre asthénie nerveuse ? Il n'y a pas de pays où le merveilleux ait tant de puissance sur les esprits, où les idées religieuses ne produisent tant de désordres mentaux, surtout chez les femmes. La stigmatisée d'Inzinzac étudiée par M. le professeur Pitres nous en offre un exemple tout récent. M. le professeur Le Dantec ne nous citait-il pas la fréquence de la neurasthénie à l'île de Groix où elle est commune aux hommes et aux femmes ; d'ailleurs, il suffit d'avoir exercé l'art médical en Bretagne pour se rendre

(1) Rochard et Bodet, Hygiène navale.
(2) Fonssagrives, Hygiène navale.

compte de cette proportion considérable de névropathies, nervosisme, hystérie. Aussi l'alcool venant ajouter ses funestes effets a rendu plus palpable cette tare nerveuse antérieure à son abus dans le pays. Et maintenant que le cercle vicieux est établi on voit augmenter l'épilepsie, la folie, la criminalité, catégories morbides où le rôle de l'intoxication alcoolique prime celui de la dégénérescence nerveuse primitive. C'est dans cet ordre d'idées que nous expliquerons le nombre considérable des névrites observées chez les pêcheurs dont l'origine vient des nombreuses intoxications auxquelles ils sont soumis.

Les autres affections du système nerveux ne sont pas rares. La syringomyélie, le panaris analgésique de Morvan sont assez communs, surtout dans le nord du Finistère. Nous ne discuterons pas ici leur origine, rattachée à la lèpre par les uns (Dr Zambaco Pacha), niée par les autres. Il est certain que cette dernière maladie, dont le développement est favorisé par le mauvais état hygiénique, l'insuffisance et la qualité défectueuse de l'alimentation, existe sur nos côtes. Zambaco Pacha, dans sa communication à l'Académie de médecine du 22 août 1892, a mis hors de doute la présence de la lèpre autochtone en Bretagne. Elle y revêt ses diverses formes : mutilante, nerveuse ou asthénique de Danielsen, et même ulcéreuse. Est-elle héréditaire ? est-elle contagieuse ? les avis sont partagés. Le bacille de Hansen a été trouvé par Strauss dans la peau des lépreux bretons. Contagieuse, sa période d'incubation serait excessivement longue ; de plus, on pense que certaines causes occasionnelles sont nécessaires à son développement, habitations insalubres, nourriture malsaine, absence de soins de propreté. Les manifestations de la lèpre sont beaucoup moins graves qu'autrefois et on observe surtout des formes frustres. Qui n'a vu aux pardons, dans nos villages, ces gens déguenillés, offrant à la pitié du public leurs membres mutilés, quelquefois couverts d'ulcères, descendants des *Kakous* d'autrefois.

Les maladies de la peau ne se comptent pas; d'ailleurs on

les soigne rarement. Nous avons déjà signalé l'impetigo chez les enfants, la gale, la tricophytie et toute cette catégorie d'affections qui reconnaît la malpropreté comme principale cause. L'eczéma, le psoriasis, l'icthyose ne sont pas rares chez des individus dont l'épiderme toujours exposé reçoit les atteintes du soleil, de la mer, des variations brusques de température et sur lequel la crasse et la sueur forment un revêtement qui n'est jamais enlevé. Notons aussi le grand nombre des lupus, ce qui s'explique par la fréquence de la tuberculose pulmonaire jointe toujours au défaut d'hygiène corporelle.

Les affections oculaires sont aussi fort communes. Le glaucome est si fréquent que sur 100 personnes soignées à la Clinique ophtalmologique de Nantes, 80 sont Bas-Bretons. Les ophtalmies infectieuses, épidémiques surtout autrefois à bord des navires, les kératites phlycténulaires, les taies, les conjonctivites, les cataractes de toutes sortes sont très répandues. Cette sensibilité oculaire des pêcheurs bretons reconnaît plusieurs causes : chez les enfants le terrain lymphatique; chez les adultes, l'irritation incessante de l'œil produite par l'air vif et salin de la mer qui provoque un larmoiement continuel, les effets de la reverbération du soleil sur les grèves de sable ou sur l'eau quand en plein midi les pêcheurs, appuyés mélancoliquement sur le bord de leurs barques, laissent leur ligne aller au gré des flots, la mauvaise habitude de se passer sur les yeux les doigts ou le dos de la maïn souillés par les saletés les plus diverses.

Pour compléter notre timide essai de pathologie sur les populations maritimes de la Bretagne, signalons aussi les accidents nombreux dus au métier de la pêche lui-même. Fractures, luxations, entorses, contusions et plaies sont l'apanage journalier de cette pénible profession. Tantôt c'est une piqûre d'hameçon, tantôt une blessure due à une manœuvre, mains prises dans la gorge d'une poulie, par exemple, ou une plaie des pieds, conséquence de cette habitude malsaine d'être pieds nus. Toutes ces petites solutions de continuité servent de porte d'entrée aux microbes ordinaires de la suppuration et aux microbes dus à la putréfaction du poisson qui pullulent dans le milieu où vivent les pêcheurs (Du Bois Saint-Séverin [1]). De là les abcès, les phlegmons, les lymphangites, mais surtout des panaris, si communs que Fonssagrives appelait le « fléau des grandes pêches ». L'index est le plus souvent intéressé, nous dit M. Chastang, qui en a observé de nombreux cas chez les Islandais ; comme les hommes se soignent en général très mal, la nécrose en est l'aboutissant fréquent ; mais malgré l'état de malpropreté dans lequel tout le monde vit, les complications septiques sont rares et les panaris comme les phlegmons restent généralement localisés. En dehors des gerçures et des ulcérations qui siègent aux doigts et à la main, tant sur la face dorsale que sur la face palmaire, il faut noter cette affection connue sous le nom de « fleur d'Islande », si répandue surtout chez les Islandais que, d'après M. Chastang, sitôt la pêche commencée depuis une ou deux semaines, il n'est pas un pêcheur qui en soit exempt. Elle siège aux poignets et résulte de l'irritation produite par le contact de l'eau salée. Elle débute par des vésicules ou des pustules auxquelles succèdent bientôt des ulcérations ayant de la tendance à gagner en profondeur et autour desquelles la peau subit une légère induration.

Les piqûres produites par les oursins et les poissons munis d'aiguillons acérés sont douloureuses et se compliquent de la présence d'un grand nombre de ces petits corps étrangers. Pour les extraire, tous les marins savent qu'il n'y a qu'à enduire la partie blessée avec du suif et à la racler ensuite avec la lame ou le dos d'un couteau préalablement chauffé, mais non pas dans un but antiseptique. Il y a aussi les piqûres des poissons venimeux, rares sur nos côtes ; cependant on observe des blessures produites par les vives, les chabots

(1) Du Bois St-Séverin, Panaris des pêcheurs d'Islande (*Arch. de Méd. navale*, 1894).

qui occasionnent des douleurs atroces et parfois même du délire et des syncopes [1].

Après cette énumération des maladies plus spéciales aux habitants du littoral breton, que nous nous sommes efforcé de décrire avec le plus d'exactitude possible, il nous reste une dernière obligation à remplir, celle d'indiquer les moyens hygiéniques les plus élémentaires, les plus rationnels, à la portée de tous, dont la mise en pratique pourrait atténuer les effets plus ou moins nuisibles du milieu dans lequel vivent nos pêcheurs.

Au point de vue général d'abord, il serait nécessaire d'assainir les côtes, de drainer ou de dessécher tous ces nombreux marais qui avoisinent l'embouchure du Blavet, de l'Odet, de l'Aberwrach. Les terrains incultes, les sables fétides de certaines plages devraient être plantés de pins maritimes ou d'eucalyptus. Pourquoi ne profiterions-nous pas de l'exemple que nous fournit les Landes, où les marécages d'autrefois sont maintenant remplacés, grâce à Brémontier, par d'immenses forêts de pins, source de santé et de richesse.

Dans les agglomérations, qu'on applique pour les habitations les règlements en vigueur dans les grands centres au sujets de l'enlèvement et de l'isolement des immondices. Qu'on défende l'emploi des engrais organiques en nature, tels que tête de sardine, détritus des usines fabriquant les conserves de poissons qui infectent les environs de Concarneau, de Douarnenez.

Enfin, qu'on surveille les relations extérieures des nombreux petits ports de la côte où, par suite de l'absence du service sanitaire maritime, les pêcheurs enfreignent avec la plus grande facilité les arrêtés pris pour la salubrité publique.

Au point de vue particulier, nous demandons à nos compatriotes un soin plus grand dans leur *modus vivendi*, une transformation radicale de leurs habitudes et de leurs

[1] A. Bottard, Poissons venimeux.

mœurs, faisant succéder à leur routine et à leur mépris de l'hygiène des idées de progrès et l'amour de la propreté.

Nous avons déjà indiqué les conditions que devait présenter une habitation pour satisfaire les lois de l'hygiène : caves, planchers, pièces séparées, nombreuses ouvertures, absence d'encombrement, éloignement des étables, isolement du fumier et immondices de toute sorte ; — et celles non moins nécessaires que réclamaient les fontaines et les puits pour donner une eau potable exempte de danger : source à l'abri de toute souillure, puits soigneusement maçonné et respecté. Nous insistons particulièrement sur l'alimentation par trop végétarienne pour des hommes aux travaux si pénibles ; que l'on mange plus souvent des substances azotées, des viandes fraiches ou du poisson.

Pour ce qui concerne les races, nous ne saurions trop recommander le mélange, plus une race est mélangée et plus elle produit des types jeunes de plus en plus intelligents ; aussi pas d'unions consanguines, si fréquentes surtout dans les îles bretonnes et où abondent les idiots et les crétins.

Pouvons-nous souhaiter que nos humbles conseils profitent aussi aux pêcheurs que nous voudrions voir plus préoccupés de leur bien-être à bord de leurs navires. Nous avons surtout en vue ici les chalutiers et les pêcheurs d'Islande, pauvres gens par trop sacrifiés à la cupidité des armateurs et qui méritent tout notre intérêt, tant au point de vue industriel qu'à celui de la défense nationale. Il devrait y avoir une réglementation spéciale sinon pour la construction des goélettes faisant la grande pêche, du moins pour le logement, l'alimentation, le vêtement, l'hygiène en un mot de l'Islandais à bord, et des commissions spéciales chargées d'examiner ces navires et de faire respecter ces vies humaines.

Enfin, sans être rigoriste et vouloir supprimer tous les alcools, ce que nous ne demandons pas, nous ne saurions trop nous élever contre l'abus des boissons alcooliques qui sont la plaie de notre littoral, des pêcheurs côtiers comme des Islandais. Il est temps que le mal s'arrête, et pour l'honneur national et l'intérêt du pays. Nous terminons en faisant appel à toutes les bonnes volontés pour s'unir avec les promoteurs de la lutte contre l'alcoolisme, mais sans l'ostracisme d'un sectaire.

CONCLUSIONS

En résumé, il ressort de nos études sur les populations du littoral de la Bretagne :

1° Que l'hygiène n'existe pas dans ce pays ;

2° Que si le climat est souvent inclément, la fréquence des maladies vient de l'insouciance des habitants qui ont le mépris de la propreté la plus rudimentaire et des précautions sanitaires les plus élémentaires ;

3° Que leurs demeures, leurs mœurs, leurs habitudes preuve d'une civilisation arriérée, et leur alimentation défectueuse jouent un rôle des plus considérables dans la présence constante du typhus sur le bord de nos côtes et sur l'extension rapide que prennent les épidémies lorsqu'elles éclatent ;

4° Que l'alcoolisme, naguère à peine développé, devient de plus en plus menaçant pour cette race vaillante et forte, déjà gravement atteinte, et qui ne tardera pas à disparaitre si on ne combat pas par tous les moyens possibles ce terrible fléau.

Vu bon à imprimer :
Le Président de la Thèse,
Dr A. LAYET.

Bordeaux, le 9 octobre 1899.
Vu et permis d'imprimer :
Le Recteur,
G. BIZOS.

Vu : *Le Doyen,*
B. de NABIAS.

INDEX BIBLIOGRAPHIQUE

ANNER. — Rapport au ministre du commerce et de l'industrie.

Annales d'hygiène publique et médecine légale.

Archives de médecine navale et coloniale.

ARON. — Rapport sur l'épidémie de la fièvre typhoïde de Brest.

BARTHÉLEMY. — Etude sur la nature et les causes des lésions traumatiques à bord des bâtiments de guerre suivant les professions (*Arch. de méd. nav.*, 1856).

BORIUS. — Mémoire sur la fièvre typhoïde à Brest 1876-77.

— Climat de Brest.

BOTTARD (A.). — Poissons venimeux (Contribution à l'hygiène navale, 1889).

BROUARDEL et CHANTEMESSE. — Epidémie de fièvre typhoïde à Lorient (*Annales d'hygiène*, 1887).

BUROT et LEGRAND. — Maladies des marins et épidémies nautiques.

CHARRIN. — Rapport sur épidémie cholérique 1885-86 (Finistère et Vendée).

CHASTANG. — Nos pêcheurs d'Islande (*Annales de médecine navale*, 1898).

CHANTEMESSE et NETTER. — Contagion du typhus (Société médicale des hôpitaux, juillet 1892).

DE COURSON. — Essai sur l'histoire, la langue et les institutions de la Bretagne armoricaine, 1846.

DE LA BOURDONNAIS. — Voyage à l'île de Mank.

DE LA MORVONNAIS. — Considérations sur l'économie rurale de la Bretagne, 1874.

FOUQUET. — Compte rendu des épidémies et des travaux du conseil d'hygiène du Morbihan en 1890.

FONSSAGRIVES. — Hygiène navale.

FRAIN. — Mœurs et coutumes des familles bretonnes avant 1789.

GESTIN. — Epidémie de typhus de Rouissan et typhus exanthématique du Finistère, 1878.

GILLET. — Quelques considérations sur le typhus de Riantec, 1872.

GIRARD. — La Bretagne maritime.

GRÉGOIRE. — Dictionnaire de géographie.

KANO (Yves). — Les populations bretonnes, 1886.

LAYET. — Hygiène et maladies des paysans, 1882.

LEDIEU. — Relation d'une épidémie de dysenterie observée dans le canton de Guer, 1887.

LECHEVALIER. — Hygiène de l'habitation rurale en Bretagne, 1898.

LEISSEN. — Hygiène des campagnes bretonnes et particulièrement morbihannaises, 1892.

MAHÉ. — Hygiène navale.

MARTINS. — Les climats de France.

MAURICET. — Histoire des épidémies de maladies fébriles du Morbihan, de 1792 à 1851.

— Exposé historique et statistique de la gale et de la teigne dans le Morbihan.

MONOD. — Le choléra. Histoire d'une épidémie au Finistère, 1885-86.

MOREL. — Traité des dégénérescences physiologiques, intellectuelles et morales humaines.

NETTER et THOINOT. — Rapport sur l'épidémie de typhus en France, 1892-93.

PROUST. — Epidémie de choléra dans le Finistère (Comité consultatif d'hygiène de France, t. XVI).

ROCHARD et BODET. — Hygiène navale.

SISCO. — Notes sur les pêcheurs d'Islande, 1898.

TOUREN. — Epidémie de typhus de l'île Tudy (*Annales de médecine navale*, 1892.)

YOUNG. — Voyage en France en 1792.

Bordeaux. — Imprimerie du Midi, P. CASSIGNOL, 91, rue Porte-Dijeaux.

www.ingramcontent.com/pod-product-compliance
Lightning Source LLC
LaVergne TN
LVHW020035170826
845678LV00001B/262

9782329696560